ÉTRETAT

SON PASSÉ, SON PRÉSENT, SON AVENIR.

ARCHÉOLOGIE. — HISTOIRE. — LÉGENDES.

MONUMENTS. — ROCHERS. — BAINS DE MER.

PAR M. L'ABBÉ COCHET,

INSPECTEUR DES MONUMENTS HISTORIQUES DE LA SEINE-INFÉRIEURE,

Membre du Comité de la Langue, de l'Histoire et des Arts de la France
et Correspondant du Ministère d'État.

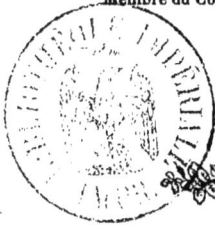

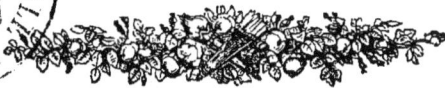

TROISIÈME ÉDITION

Revue, augmentée et ornée de 4 lithographies et de 28 gravures sur bois.

DIEPPE.

IMPRIMERIE D'ÉMILE DELEVOYE,

Rue des Tribunaux, 7.

—

1857.

TABLE DES CHAPITRES.

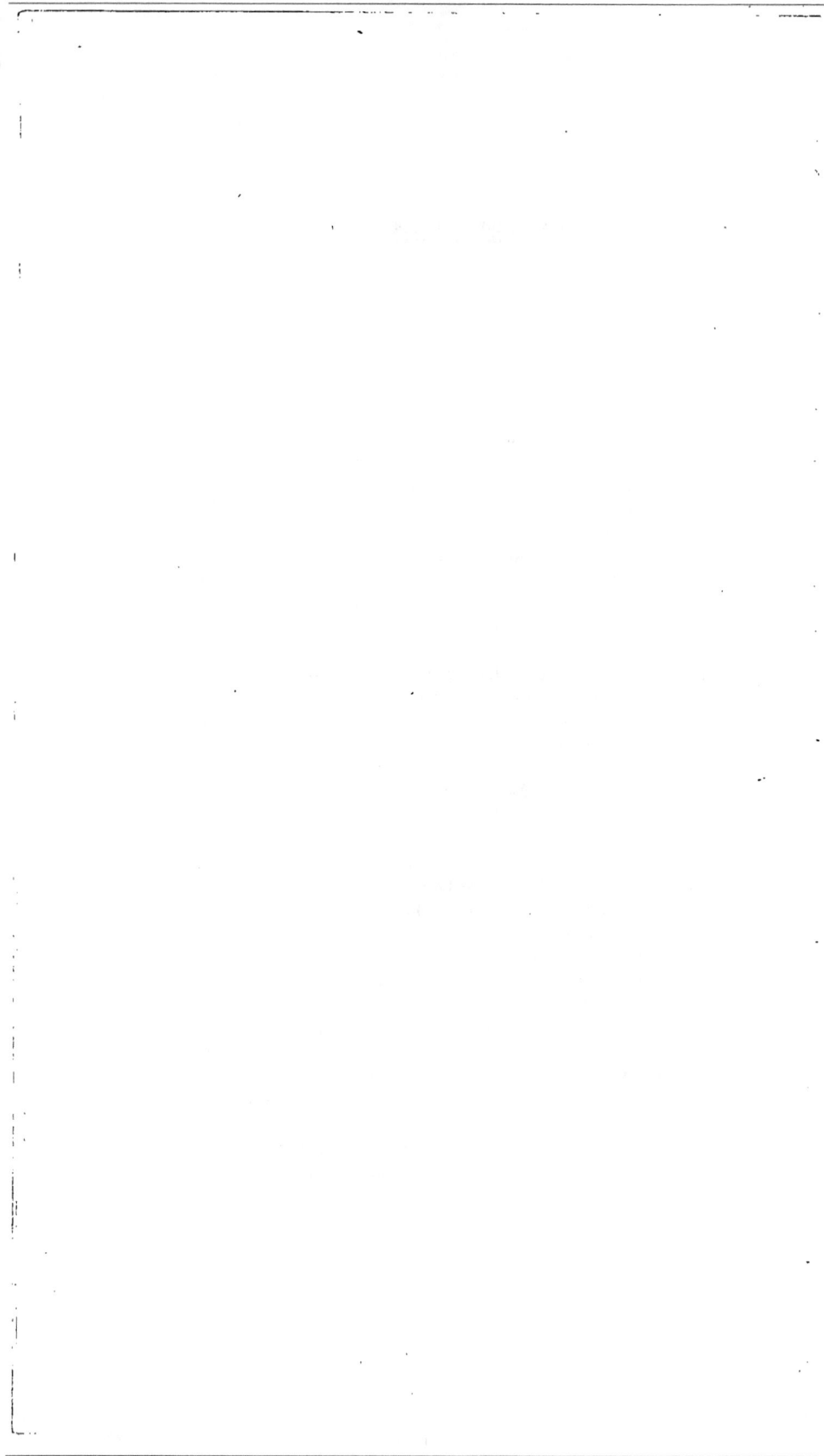

BIBLIOGRAPHIE.

Ouvrages où il est traité d'Étretat.

Description de la Haute-Normandie, in-4°, Paris, 1740.

Notice sur l'ancienne Gaule, par d'Anville, in-4°, 1760.

Mémoire sur les Côtes de la Haute-Normandie, par M. Lamblardie, in-4°, Havre, Faure, 1789.

Second Essai sur le département de la Seine-Inférieure, par le citoyen Noël, rédacteur du *Journal de Rouen*, in-8°, Rouen, 1795.

Excursion sur les côtes et dans les ports de la Normandie, in-f°, Paris, Osterwald.

Vues des Côtes de France, par L. Garneray et Jouy, in-f°, Paris, 1823.

Le tour de France. — *Rouen, Dieppe, le Havre*, par Placide Justin.

Description géologique du département de la Seine-Inférieure, par M. A. Passy, in-4°, avec lithographies, Rouen, Périaux, 1832.

La France maritime, par Jules Lecomte.

Le Chemin le plus court, par Alphonse Karr.

Description géographique, historique, monumentale et statistique des arrond. du Havre, Yvetot, etc., par Guilmeth, 1re partie, in-8°, Rouen, Berdalle, 1838.

Reise und rastlage in der Normandie, Leipzig, 1838, 2 vol. in-12. (par Jacques Venédey).

Le Havre et son arrondissement, 2 vol. in-8°, Havre, Morlent, 1838-1840.

Étretat et ses environs, par M. l'abbé Cochet, grand in-8°, avec 4 gravures, Havre, Morlent, 1839.

Histoire communale du Tilleul, par le même, Ingouville, Lepetit, 1840.

Sermon pour la fête de Saint-Sauveur, patron des Matelots d'Étretat, prêché dans l'église d'Étretat le 6 août 1840, par M. l'abbé Cochet, in-8°, Dieppe, Corsange, 1841.

L'Étretat souterrain, par M. l'abbé Cochet, 1re série, in-8°, avec planches, Rouen, Périaux, 1842.

Les Inondations, pèlerinage à Fécamp, Yport, Vaucotte et Étretat, après l'inondation du 24 septembre 1842, par le même, Rouen, Périaux, 1842.

Fouilles du Château-Gaillard, par le même, Rouen, 1843.

L'Étretat souterrain, 2e série, par le même, Rouen, Péron, 1844.

Les Églises de l'arrondissement du Havre, par le même, Ingouville,
Gaffney et Roquencourt, 1844-46.

Étretat, son passé, son présent, son avenir, par le même, in-8° de
84 pages, avec une lithographie, Dieppe, Delevoye, 1850.

Le même ouvrage, 2ᵉ édition, in-8° de 104 pages avec 4 lithographies,
Dieppe, Delevoye, 1853.

Notice sur les Bains de mer d'Étretat, près du Havre, (Seine-Infér.),
par le docteur P. M. L. Miramont, Paris, Guiraudet et Jouaust,
1851, in-18 de 22 pages.

Revue de Rouen, années 1842, 1843 et 1844.

Bulletin monumental, années 1843 et 1844.

Mémoires de la Société des Antiquaires de Normandie, tomes XIV,
XV et XVI.

Histoire de Rose et de Jean Duchemin, publiée par Alphonse Karr. —
Cette histoire, en 11 pages in-4°, à deux colonnes, est véritable,
quoique imprimée parmi les *Romans populaires illustrés.* Çà été
une idée bien étrange chez cette femme de matelot d'écrire sa vie
d'épouse et de mère. Dans deux cents ans cet écrit sera le tableau
fidèle et précieux d'un pauvre ménage au XIXᵉ siècle.

La Normandie souterraine, par M. l'abbé Cochet, in-8°, Dieppe,
1854 et 1855, 1ʳᵉ édition, p. 331 à 338; 2ᵉ édition, p. 417 à 425.

Sépultures gauloises, romaines, franques et normandes, par le même,
in-8°, Dieppe, Delevoye, 1857, p. 39 à 49.

PRÉFACE.

La brochure que je présente aujourd'hui au public est le fruit de plus de vingt-cinq années de notes et d'observations faites sur un village dont je me suis peut-être grossi le mérite et grandi l'importance. Mais on me pardonnera cette pieuse et innocente exagération en faveur du motif qui m'a inspiré et qui m'a constamment soutenu dans ce travail, *l'amour de mon pays*. Je ne sais si quelqu'un éprouvera du plaisir à lire ces pages, rapidement tracées au milieu de travaux plus sérieux ; mais à coup sûr personne ne se doutera jamais, en parcourant ce petit livre, du plaisir que j'ai eu à l'écrire et

Du bonheur qu'on éprouve à chanter sa patrie.

Depuis 1850 j'ai édité deux fois cette brochure. La *Société des bains de mer d'Étretat* ayant bien voulu se charger de cette troisième édition, je me suis fait un plaisir de revoir mon œuvre, de l'augmenter de renseignements et de faits nouveaux, et surtout de l'illustrer de gravures sur bois. C'est ce que j'ai pu exécuter grâce au bienveillant concours d'un excellent compatriote, enfant d'Étretat comme moi et qui porte à son pays une affection toute filiale [1].

Je dois aussi de sincères remercîments aux habiles et généreux artistes dont le dévoûment m'a secondé dans mon entreprise toute patriotique. Je me plais à citer ici les noms de MM. E. Lepoitevin, de Paris; A. Bligny et Pottier, de Rouen; A. Dousseau, du Havre; Mélicourt Lefebvre et surtout Amédée Feret, de Dieppe.

---

[1] M. Lenormand, maire de Bosc-le-Hard, et ancien conseiller général de Bellencombre.

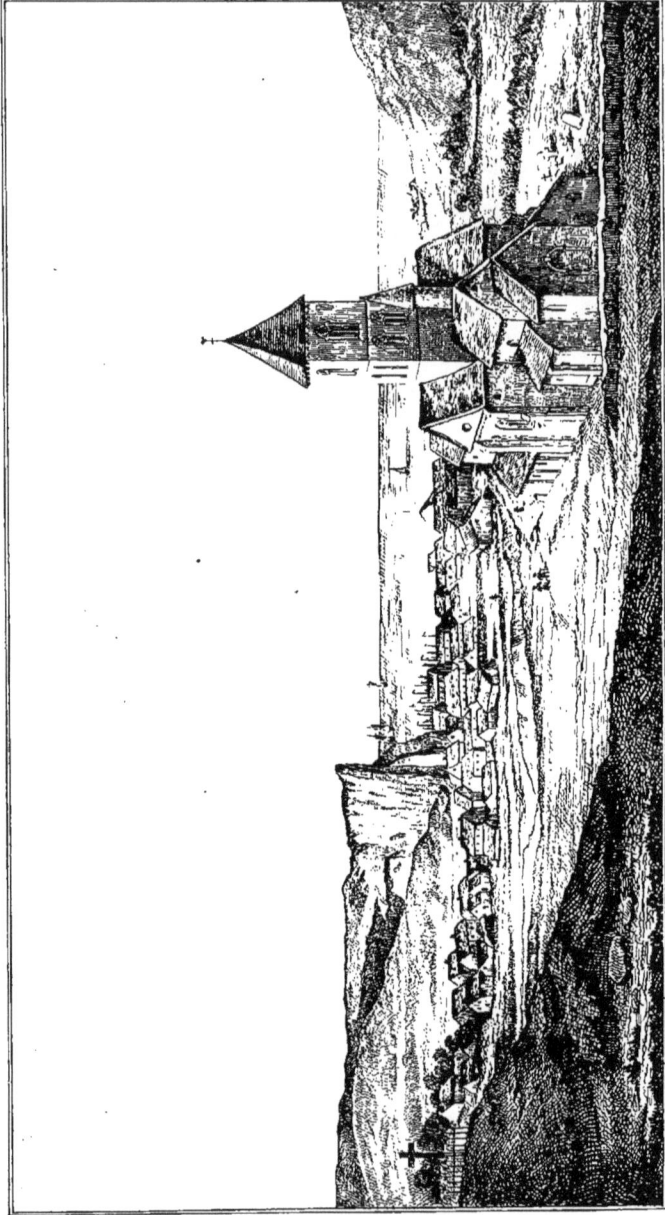

ÉTRETAT.

Vue générale

Lith L. Delaunay, Dieppe

ÉTRETAT,

SON PRÉSENT, SON PASSÉ, SON AVENIR.

ARCHÉOLOGIE. — HISTOIRE. — LÉGENDES.
MONUMENTS. — ROCHERS. — BAINS DE MER.

I.

CONSIDÉRATIONS GÉNÉRALES.

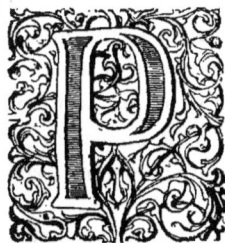

ARMI les lieux célèbres que l'on visite dans l'ancienne Normandie, il n'en est assurément qu'un bien petit nombre qui puisse le disputer à Étretat. Quels que soient ses goûts et ses inclinations, quel que soit l'attrait de son génie, le voyageur y trouve des objets dignes de son attention et des sujets d'étude aussi variés qu'abondants.

Observateur, il se complaît à ces tableaux de mœurs qui peuvent emprunter d'une plume élégante un charme inexprimable [1]. Ce mélange de religion et de galanterie, sorte d'héritage qu'ont transmis les chevaliers; ces soirées si intéressantes qu'égaie, par sa chanson joyeuse,

---

[1] Un de nos écrivains les plus spirituels s'est chargé de démontrer ce que nous avançons. En 1834, M. Alphonse Karr a passé six mois à Étretat, et à son retour à Paris, il a donné au journal *le Temps* un excellent feuilleton sur notre *pêche du hareng* (16 janvier 1835); à la *France Maritime*, un charmant article sur les *Mœurs des populations maritimes en Normandie*; et à la littérature contemporaine, deux romans intitulés *Vendredi soir* et *le Chemin le plus court*, qui sont toute une peinture d'Étretat. Vers 1850 il a encore publié, dans les *Romans populaires illustrés*, l'*Histoire de Rose et de Jean Duchemin*, écrite par une femme de matelot.

2

son histoire romanesque, le bouffon du village, ou qu'é-
pouvante et glace tour à tour la fable du revenant, de la
bête qui court les rues, ou du lutin familier ; ces festins
nautiques où le matelot noie, dans les flots du Bacchus
normand, les soucis de la semaine, et laisse au fond des
tonneaux sa pauvreté et ses malheurs ; cette fête des
Rois, avec son gâteau, ses coulines et sa royauté de festin ; cette nuit de Noël où la vieille Mélusine quitte les
bois pour courir les rues du village ; ce carnaval si gai,
si folâtre, avec ses masques barbouillés, ses danses et ses
chansons ; ces pains bénits couronnés de fleurs ; ces fêtes
de patrons où la religion se trouve si originalement mêlée
aux joies et aux festins ; ces prières sur l'Océan, où l'on
répète tour à tour l'hymne de Saint-Sauveur et le canti-
que de Notre-Dame ; ces pèlerins qui s'en vont le bâton
à la main, chantant une complainte naïve, et reviennent
chargés de coquillages en faisant retentir la côte du bruit
de leurs conques joyeuses.

Naturaliste, il pourra étudier à la fois les phénomènes
de la terre et des mers, et, rival de Dicquemare, élever
une ménagerie marine où se rassembleront les huîtres,
les moules, les crevettes, les crabes, les cancres, les che-
nilles, les mollusques, enfin les coquillages et les poissons
sans nombre que nourrit l'Océan ; là, il observera à l'aise
les habitudes de ces animaux, leurs rapports, leurs goûts,
les circonstances de leur reproduction, et il augmentera
ainsi le domaine de la science icthyologique.

Botaniste, quelle immense collection de plantes aqua-
tiques ne lui sera pas offerte ? que de conquêtes à faire
parmi les herbes si pressées de nos vallées littorales
et de nos falaises côtières ! et quel vaste domaine que
cette foule de végétaux que la mer ou les vents nous
amènent ; car on sait que les vents, la mer et les fleuves
sont les grands véhicules dont se sert la nature pour

transporter ses productions, et c'est un objet digne de la philosophie que l'observation de ces colonies de plantes, qui voyagent par flottes le long des rivières ou de l'Océan, et que de temps en temps les vents jettent sur la grève, afin d'en peupler les différents rivages.

Géologue, il dira de combien de révolutions cette terre a été le théâtre; il comptera, s'il le peut, les innombrables alluvions qui ont formé les lits de sable, d'argile et de silex qui composent aujourd'hui le sol d'Étretat; il dira par quelles étonnantes catastrophes la rivière qui coulait jadis à pleins bords dans cet étroit vallon s'y trouve aujourd'hui si profondément ensevelie. La coupe de nos majestueuses falaises, de nos belles aiguilles, de nos grandes arches lui fournira d'utiles observations et de savantes recherches. Un homme, dont le pays s'honore, a indiqué au monde les richesses que nous possédons en ce genre [1]. Que le géologue vienne donc sur les pas de M. Passy étudier ces pyramides de craie, ces arches que les flots ont formées, phénomène unique en Europe, si l'île de Wight n'existait pas.

Antiquaire, il trouvera dans les plaines et dans les gorges qui environnent Étretat cette riche moisson de faits archéologiques qu'offrent partout les côtes de la Normandie. Une voie romaine, des ferrières exploitées au temps des Césars, des vases d'argent dédiés à Mercure, des poteries à relief, des urnes remplies d'ossements, des médailles consulaires et impériales, des bains, des hypocaustes, des galeries, des villas, un aqueduc de plus de 2,000 mètres de longueur, voilà pour les amis de l'antiquité romaine. Des chapelles carlovingiennes, la trace du passage des saints, de vieilles carrières rebouchées, des maladeries, des sentes lépreuses, des barrages maritimes, de

[1] M. A. Passy, *Description géologique du Département de la Seine-Inférieure,* — *Atlas, pl.* v, vi et vii.

vieux fossés, des mottes féodales, des forts et des châteaux ruinés, et surtout une belle église ogivale et cintrée, prodigieux enfant de la ferveur monumentale du XIIᵉ siècle, voilà pour les admirateurs du moyen-âge.

Si le projet conçu par Lamblardie et décrété par Napoléon était jamais mis à exécution, Étretat présenterait l'aspect d'une nouvelle Herculanum. Figurez-vous des légions d'ouvriers armés d'une bêche et fouillant la vallée, à plusieurs mètres de profondeur, afin d'y creuser des bassins pour les vaisseaux de guerre, qui peut dire alors toutes les maisons ensevelies, toutes les constructions englouties par l'alluvion, que la pioche des terrassiers ferait revivre. Si de nos jours on ne peut ouvrir la terre sans rencontrer le sol romain avec ses huîtres, ses moules, ses vases, ses médailles et ses tuiles à rebords, que serait-ce si l'on enlevait une à une toutes les couches, toutes les assises déposées périodiquement par les eaux ? Alors on pourrait assister à l'exhumation d'une ville entière. Faisons des vœux pour que cette double opération se fasse bientôt pour l'amour des anciens et pour la gloire des modernes.

Mais il est surtout une sorte d'hommes pour qui Étretat présente un attrait tout particulier; ce sont les peintres, les poètes et tous ceux qui manient la plume ou le crayon. En effet, est-il rien de plus pittoresque que nos grandes falaises, hautes comme des cathédrales, découpées comme de vieilles tours crénelées, élancées comme des clochers ou croulantes comme des abbayes en ruines. La mer avec ses caprices, le ciel avec ses teintes variées, le paysage avec son austère mélancolie, les humbles chaumières nichées au pied de gigantesques collines, les frêles barques portées par les bras des pêcheurs ou renversées en carène sur la plage; tout cela peut et doit inspirer mille de ces tableaux divers et variés dont le public ne s'est jamais fatigué depuis trente ans. Étretat est une mine inépuisable de peinture; c'est une vraie Californie pour l'album des artistes; aussi ils n'y font pas faute dans la belle saison.

Chaque été on les compte par centaines, depuis 1820, époque où Isabey commença à exploiter Étretat pendant six mois. En 1823, MM. Osterwald et Eyriès, dans leur bel ouvrage sur les côtes de la Normandie, fondèrent pour toujours sa réputation pittoresque. Ce fut à un tel point que, en 1824, la duchesse de Berry, allant par mer du Havre à Fécamp, voulut descendre à Étretat [1]; mais l'heure de la marée ne lui permit pas de visiter un village sur lequel ne s'était jamais arrêté un regard de prince.

Je me trompe, les princes de la peinture et du feuilleton, qui sont aujourd'hui les rois de l'intelligence, se plaisent à Etretat. Là, ils écrivent ou ils dessinent à leur aise. Jamais les sujets ne manquent à leur inspiration. Aussi il n'est pas d'atelier où l'on ne rencontre une vue d'Étretat, pas d'exposition où ne figurent quelques-uns de nos rochers, pas de marchand d'estampes qui n'en possède des épreuves dans ses montres ou dans ses cartons. Des voyageurs en ont rencontré en Italie et aux États-Unis, dans l'ancien comme dans le nouveau monde.

Les artistes et les littérateurs vont plus loin, ils songent maintenant à se fixer à Étretat, à y choisir une maison de campagne [2]. Les chemins de fer ont rendu ce village un faubourg de Paris, et les feuilletons en ont fait un pays à la mode. On commence donc à s'y établir, et de ce jour une nouvelle ère brille pour lui. Les artistes seront

---

[1] *Voyage de S. A. R. Madame la duchesse de Berry en Normandie, en* 1824, par Pihan de la Forest.

[2] MM. Lepoitevin, Anicet Lebourgeois, de Villemessant, Dennery, de Montépin, Léon Lalanne, Massol, Meurice, Dorus, Mme Dorus-Gras, etc.

suivis par de paisibles propriétaires. Les agitations des
dernières années, les inquiétudes des grandes villes, les
angoisses inséparables de nos révolutions politiques, les
frayeurs soudaines qui, comme des vapeurs, s'élèvent
de temps en temps des palais de l'industrie, ont épou-
vanté de pacifiques rentiers et leur ont inspiré l'idée de
se jeter à Etretat, Thébaïde moderne, vrai sanctuaire du
silence et de l'oubli, asile suprême du calme et de la paix.
Si jamais la paix devait quitter le monde, elle porterait
ses derniers pas sous le chaume des marins d'Étretat,
dans cette gorge normande assise entre deux rochers de
la Manche.

II.

LE NOM D'ÉTRETAT. — SON ORTHOGRAPHE. — SON ÉTYMOLOGIE.

Commençons par bien établir l'orthographe du nom
d'Étretat. Les anciens titres, tels que les chartes du Vallasse, de Fontenelle et de Fécamp, les rôles de l'Échiquier et les bulles des papes écrivent Estrutat. C'est le
texte du *Neustria pia* [1] et du *Pouillé* d'Eudes Rigaud [2] ;
mais Dugdales, dans son *Monasticon Anglicanum,* met
Estrutart [3]. Cette dernière version est aussi celle que
M. Léchaudé d'Anisy a suivie dans la publication de ses
Rôles normands sous les rois d'Angleterre [4]. Cependant
une bulle d'Innocent III, à l'abbaye de Montivilliers, en
1203, dit Estretat [5]. Enfin un cartulaire du Vallasse, du
xvie siècle [6], et un cartulaire de Fécamp, du xiiie [7], disent

[1] *Neustria pia,* p. 855.
[2] Copie d'Ange Godin, aux archives de la Seine-Inférieure.
[3] *Monas. Anglic.,* t. ii, p. 994.
[4] *Mém. de la Soc. des Antiq. de Nor.,* t. xv, p. 48.
[5] Copie du xviiie siècle, dans l'*Antimoine* du curé de Rouelles.
[6] Aux archives départementales.
[7] A la bibliothèque publique de Rouen.

l'un *Eustretat* et *Estrutat,* l'autre *Estrutart, Estrudard, Estructat* et *Estrutat.* Les *grands rôles* de *l'Échiquier* de *Normandie* publiés par notre *Société des antiquaires* écrivent, par corruption, *Strutat* et *Strutard.*

Mais aucun monument historique ne s'est plus écarté de la vérité que le *Speculum nauticum* de Lucas Jean, imprimé à Leyde, en 1583. Il définit ainsi la position géographique d'Étretat dont il habille le nom à la façon hollandaise : « Distat Diepa milliariis septem ad occidentem estque promontorium fluxu et refluxu gaudens. (Le cap d'Ailly). Ulteriùs occurrit *Strusarda* angulus à quo ad promontorium Sequanæ (la Hève) ad austro-africum navigatur. » Et sur la carte du même ouvrage on lit le nom de *Strünsaert,* entre Fécam et Hable-neuf, (le Havre-de-Grâce). Voilà bien l'enfance de la géographie hydrographique.

Dans des temps plus rapprochés de nous, nous ne trouvons pas moins de variantes et de fluctuations. L'*Atlas* de Gérard Mercator, imprimé à Amsterdam, en 1628, disait *Estrefal* ou *Estretal.* Comme le répétait Tassin, ingénieur du roy, dans ses *Plans et profils de toutes les principales villes et lieux considérables de France, ensemble les cartes générales de chascune province,* etc., publiés en 1631. Cette version est répétée en 1666 par Guillaume Brasseur, sieur de Beauplan [1], en 1669 par Bouton et Delacroix [2], et en 1766 par Denos, dans sa *Carte du gouvernement général de la Normandie.* Ce nom d'Estretal, écrit aux archives de Fécamp, est encore répété aujourd'hui par beaucoup d'habitants de nos campagnes, et il paraît être le plus vrai et le plus ancien.

Plusieurs anciens géographes ont écrit Estretot. De ce

[1] *Carte générale de la Normandie.*

[2] *Carte du gouvernement des ville et citadelle du Havre-de-Grâce,* dédiée à M. de Saint-Aignan.

nombre est François Ranchin, dans sa *Description de l'Europe, en* 1643 ; Salomon Rogers, dans sa *Description du païs de Caux,* qui date du milieu du xviie siècle ; Guillaume Blaeu, dans son *Normandia Ducatus,* gravé vers 1630 ; le célèbre Sanson d'Abbeville, dans sa *Carte du duché et gouvernement de Normandie,* en 1650 et 1667, et enfin les *Cartes du duché de Normandie,* publiées à Paris, par Jaillet, en 1669, et par Nolin, en 1694. Mais la terminaison en *tot* est évidemment une corruption. Nulle part elle ne se rencontre ailleurs que chez ces géographes, et dans tout notre pays de Caux, où la désinence *tot* est commune, on ne la trouve pas une seule fois dans une vallée, toujours elle est dans la plaine ou sur les hauteurs. A partir de 1700 les géographes écrivent généralement Estretat, témoin la *Carte particulière du diocèse de Rouen,* publiée par Frémont, de Dieppe, en 1714, et revue par Dezauche, en 1785 ; la *Carte réduite de la Manche,* dressée en 1766 par Belin, par ordre du ministre Choiseul ; les *Cartes de la Normandie,* rédigées par Delisle, en 1716, et par Duperrier, en 1780. Tous les manuscrits, tous les imprimés du dernier siècle disent de même ainsi que les archives de l'église qui remontent jusqu'au xvie siècle.

Ce n'est que depuis la division départementale de 1790, que l'on écrit Étretat. Les *Essais* de Noël de la Morinière, publiés en 1795, et le recueil hydrographique intitulé *les Côtes de France,* d'après les plans levés en 1776 par MM. Lacouldre de la Bretonnière et Méchain, publié en 1792 *pour le service des vaisseaux de la République,* sont peut-être les premiers ouvrages sérieux où cette orthographe est définitivement consacrée. Ce village a donc fixé son nom à l'origine de la France moderne.

Maintenant que signifient ces mots d'*Estretot, Estretat* ou *Estretal ?* Suivant le bénédictin Duplessis et M. Guilmeth, qui le copie littéralement, ce nom viendrait de

West, Wester ou *Oistre,* signifiant ouest ou couchant et de *tot,* hameau, d'où Estretat le *hameau du couchant.*

Nous différons de sentiment avec ces Messieurs, sans toutefois tenir le moins du monde à notre interprétation. Étretat, selon nous, pourrait signifier le *bout de la voie,* ou le *marché de la voie, stratæ talus,* et nous motivons ainsi notre interprétation : Le mot latin *strata* signifiant *voie perrée* a été traduit généralement en français par *étré ;* Etréville, *stratæ villa ;* Etrécauchie, *strata calceia ;* Etrépagny, *stratæ pagus,* le bourg de la voie ; Etrèham, *stratæ hammus,* le hameau de la voie, *locus in viâ regiâ positus,* dit Adrien Valois. Maintenant *tal* pourrait signifier tout à la fois marché ou extrémité. Court de Gébelin tire du celtique *tal* le verbe *étaler* et les *étaux* des bouchers. Du mot *tal,* signifiant extrémité, on fait venir le mot *talon,* extrémité du corps humain [1].

Mais hâtons-nous de sortir du royaume des conjectures et des tâtonnements, pour nous placer sur le terrain de l'histoire et des réalités.

III.

LA VOIE ROMAINE. — LE BARRAGE LITTORAL. — LA TOUR.

D'Anville, dans sa *Notice sur l'ancienne Gaule* [2], avait soupçonné une voie romaine partant de Lillebonne et se terminant au bord de la mer, à Oistretat, qu'il conjectu-

---

[1] On se fera une idée de la manie étymologique du siècle dernier quand on aura lu les mémoires que M. Clérot, avocat à Rouen, publiait dans le *Mercure de France.* Voici ce qu'il dit à propos d'Étretat dans sa *Dissertation sur l'origine des peuples du Pays de Caux,* insérée dans le *Mercure* de 1736, 1737 et 1734 : « Si quelqu'autre comme le savant Bochart a vu dans le nom d'Estretot l'*Astarté* de Syrie, j'y trouve le *Thoyt* de ceux d'Alexandrie, parce que je ne doute pas que ce soit d'eux que les Gaules ont reçu leur *Theut* ou *Teute.* » Le *Mercure de France* d'aoust 1739, p. 1699.

[2] In·4°, Paris, 1760.

rait, avec raison, avoir été un port et une station au temps
des Romains. De nombreuses chartes font mention de
cette ancienne chaussée, que nous avons suivie pas à pas
depuis la Seine jusqu'à la mer. Nous croyons avoir démontré son existence dans un *Mémoire sur les voies romaines de l'arrondissement du Havre,* inséré dans les
Mémoires de la Société des Antiquaires de Normandie [1]. Le
Neustria pia cite cette chaussée à propos du Vallasse, à
l'endroit où elle longeait les confins de la châtellenie de
Thiboutot et la paroisse de Gerville [2] ; les anciennes cartes
de Normandie ne manquent pas de retracer cette voie de
Lillebonne à Étretat. Citons de ce nombre la *Carte de
Normandie,* publiée en 1716, par Guillaume Delisle, celle
des *duché et gouvernement de Normandie, dressée sur les
mémoires les plus nouveaux,* et éditée à Paris par Crespy,
en 1767, et enfin la *Carte de la Normandie,* donnée par
Duperrier, en 1780. Toutes trois marquent un grand
chemin entre Lillebonne et Étretat, devenus alors deux
obscurs villages.

Malgré les nombreuses destructions opérées par l'agri-
culture, aux Loges, à Goderville et à Bordeaux, la voie
est encore bien reconnaissable au Marché-aux-Raies, près
Gerville, à la chaussée de Bretteville et à celle de Bréauté.
Tout déchu qu'il est de son antique splendeur, ce chemin
est encore salué par tous les habitants des campagnes,
du titre de *Chemin de César.* De vieux contrats l'appellent
la *Chaussée de la reine Brunehaut,* nom patronimique de
toutes les vieilles routes de la France septentrionale, dernier souvenir de cette reine mérovingienne qui a fait réparer tant de voies romaines dans les provinces du Nord.

Le voyageur qui abordait Étretat, venant de la mer,

[1] *Mémoires de la Société des Antiquaires de Normandie,* t. XIV,
année 1845.

[2] *Neustria pia,* p. 853.

devait être frappé par un spectacle différent de celui qu'avait contemplé le soldat romain du haut de nos collines. Aux yeux du marin se présentait un énorme barrage qu'il lui fallait franchir par la porte de la mer.

Il fut un moment où l'antique pays des Calètes, protégé dans ses vallons par de hautes murailles, et sur ses côtes par une chaîne de rochers gigantesques, présentait une image de l'empire chinois, que défend, du côté de la Tartarie, un boulevard d'une immense étendue.

A quel temps faire remonter ces barrages généralement arrasés? C'est ce qu'une longue étude pourra seule nous apprendre. Il me paraît malaisé d'attribuer ces maçonneries aux Romains, quoique les bons systèmes de fortification soient de tous les pays et de toutes les époques. Leur assigner le temps de Charlemagne est l'idée la plus naturelle qui se présente à l'esprit; mais pour être la plus naturelle, cette idée n'est peut-être pas la plus vraie, et ici l'antiquaire fera bien de laisser reposer sa tête sur l'oreiller du doute. En attendant le mot de l'énigme, signalons les lieux où nous avons reconnu ces singuliers travaux de défense.

Lamotte, dans ses *Antiquités d'Harfleur,* dit que la Lézarde était barrée par une muraille de dix-neuf cents pieds de longueur. L'origine qu'il donne à cette fortification est aussi étrange que fabuleuse. Les murs qui ferment le vallon de Bruneval sont encore appelés les *Forts.* Fécamp montre de grosses murailles dans le quartier des Corderies et du Batifol. Saint-Valery a conservé ses murs et ses tours jusqu'en 1825. La rue des remparts a perpétué le nom de cette vieille chaîne de murailles. Dieppe était muré dans toute la traverse de la vallée. Ces murs indestructibles étaient beaucoup plus épais au XIIe siècle, d'après les chartes du Cueilloir. Les moines de Fécamp avaient barré la vallée de la Durdent, et à Yport, à Veules, à Belleville-sur-Mer, à Criel, les traditions mentionnent des ruines que les yeux reconnaissent parfaitement à l'embouchure de l'Yère. MM. Pinel [1], Fallue [2] et Emmanuel Gaillard ont cru reconnaître des barrages jusque dans les vallées des bords de la Seine.

Des tours rondes échelonnaient, autrefois, ces chaînes de murailles qui barraient nos vallées maritimes. Le Havre avait à l'entrée de son port les *tours du Vidame* et de *François* Ier ; Fécamp et Saint-Valery en possédaient d'analogues; Harfleur nous a laissé voir, en 1839, les fondements de sa vieille *tour des Galères ;* les galets des bouches de l'Yère n'empêchent pas de reconnaître à Criel la base circulaire de tours existantes sous Louis XIV. La plage de Dieppe a gardé, jusqu'en 1853, ses trois tours, élevées en 1744, pour asseoir les batteries du rivage. Étretat montre aussi sa vieille tour ronde, jadis couronnée d'une plate-forme avec les pieds noyés dans le galet. Ce système de tours circulaires paraît avoir traversé la mer et passé jusqu'en Angleterre, car dans la vaste baie de Pevensey nous avons compté plus de trente tours rondes, placées à un kilomètre de distance, pour défendre la plage contre une nouvelle descente des fils de Guillaume-le-Conquérant.

IV.

ANTIQUITÉS. — FOUILLES. — BAPTISTÈRE. — VILLA ROMAINE. — AQUEDUC.

D'anciennes cartes géographiques, celle de Cassini, par exemple, indiquent des *Ruines* à l'embouchure du vallon d'Étretat. Ce renseignement est corroboré par le récit des chroniqueurs et de la tradition. Le prêtre François

---

[1] *Essais archéologiques et physiques sur les environs du Havre.* Havre, Faure, 1824.

[2] *Travaux militaires des bords de la Seine et de la rive saxonique.*

Biot, dans ses *Remarques sur la ville du Havre-de-Grâce,*
dit que l'on « *croyoit communément que la mer avait tout
ruiné à Étretat, parce que lorsqu'elle est retirée on voit les
vestiges de plusieurs maisons qui estoient sur la plage.* »
Après la tempête de 1817, qui détruisit la *Batterie de Gauche,* j'ai encore vu sous les galets d'énormes carrés de
maçonnerie analogues à ceux dont parle le prêtre Biot,
en 1669 : le pays en a aussi conservé l'idée puisqu'il appelle ce quartier les *Bouleverds,* ce qui, dans sa pensée,
signifie d'antiques bouleversements. Quelques-uns de ces
débris pourraient bien remonter au temps des Romains,
car en 1823 lorsque l'on perça les *Retranchements* pour
asseoir l'écluse du canal, on trouva huit médailles impériales en bronze qui furent envoyées par M. Legros, juge
de paix du canton de Criquetot, à M. Césaire Oursel,
président du tribunal civil du Havre [1]. Ce dernier les a
déposées à la préfecture, d'où elles ont passé en 1833 au
musée départemental [2].

A différentes reprises, on a fait à Étretat des découvertes d'objets d'art et de constructions. Il n'est pas un
habitant qui n'ait conservé dans sa mémoire le souvenir
d'un débris antique ou d'une vieille maçonnerie. Depuis
cinquante ans, les trouvailles ont été plus multipliées que
jamais, parce que, aussi, on a davantage remué le sol. En
1835, j'ai vu extraire du fond du puits de Blanquet des
vases et des tuiles romaines, des médailles, des cuillères
et une clochette en bronze.

En 1833, un marin nommé Jérôme Houllier cherfouissant autour de la demeure située *rue des Galleries* au pied
de la côte de *Camandel,* trouva une grande pierre qu'il
souleva avec beaucoup de peine. Sous elle se trouvait une

[1] Procès-verbaux de la Commission des Antiquités de la Seine-
Inférieure, à la Préfecture de Rouen.
[2] *Catalogues du Musée départemental d'Antiquités,* de 1836 et 1845.

chaudière en cuivre, en forme de seau, entièrement remplie d'ustensiles de ménage dont la plus grande partie était en fer. Dans ce curieux mobilier domestique se trouvaient une fourchette à deux dents avec manche en bois, un grand couteau, un marteau, une hache, une fourche à deux dents, deux verroux, une tarrière et une foule d'instruments en fer dont le poids total n'était pas moindre de 200 kilogrammes. Je ne me souviens que de deux meubles de bronze, une cuillère à pot et un broc de la contenance d'un litre 5 décilitres et du poids de 2 kilogrammes. Ce curieux vase, qui repose sur trois pieds, possède une anse et un goulot, terminé par une tête de serpent. Il ne contenait que deux clous en fer à tête plate et cependant il avait été hermétiquement fermé avec du mortier. Nous donnons ici le dessin de cette pièce intéressante qui a été achetée 30 francs par le musée de Rouen.

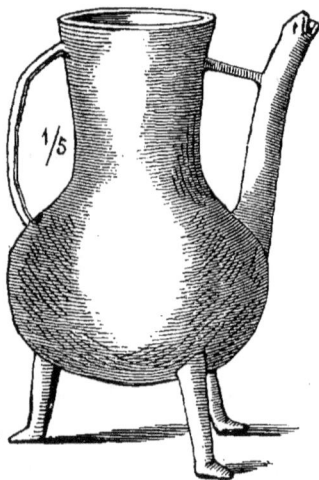

Mais c'est en 1830, lors de la construction du nouveau presbytère, que l'on aperçut les débris romains les plus remarquables. Les murs, le pavage paraissaient indiquer une *villa*. Ma curiosité fut piquée, mais je n'avais que dix-huit ans et aucun moyen de la satisfaire. Je ne soupçonnais pas même qu'il y eût une science pour révéler ces mystères de la terre et des âges. Pourtant , cette année-là , M. de Caumont faisait à Caen son *Cours d'Antiquités monumentales* , et Rouen , depuis long-temps, possédait une commission départementale dont, quatre ans après je faisais partie. Mais le moment n'était pas encore venu ; toutefois il ne tarda pas à arriver.

En 1835 , à l'aide d'une allocation de M. Dupont-Delporte, préfet de la Seine-Inférieure, et sous le patronage de MM. Achille Deville et Emmanuel Gaillard , je commençai, dans l'enceinte du presbytère , une fouille qui fut très-heureuse, mais que je ne pus compléter qu'en 1842. J'en ai raconté le résultat dans *Le Havre et son arrondissement,* publié en 1839 , et dans la *Revue de Rouen* de 1842. Je résumerai ici, en peu de mots mon double récit [1].

J'ai mis à découvert deux grandes salles dont la partie antérieure avait disparu depuis long-temps. L'une avait été autrefois pavée en mosaïque, l'autre avait conservé son pavage en pierre de liais. Les dalles blanches reposaient sur trois couches de ciment superposées et combinées suivant le système antique. Les murs en moëllon de petit appareil étaient recouverts d'un crépi colorié dont les peintures avaient conservé toute leur vivacité. La base intérieure était munie d'un bourrelet en ciment rouge comme dans les maisons romaines de Lillebonne, de Rouen et d'autres anciennes villes.

Au fond de la salle, pavée en pierre de liais, était une

---

[1] *Étretat et ses environs,* p. 12 , Havre , 1839. — *Le Havre et son arrondissement,* Havre 1840. — *L'Étretat souterrain,* 1re série, in-8º, Rouen, Périaux, 1842.

superbe baignoire ou baptistère lambrissé de haut en bas avec de beaux dallages. Un canal était pratiqué, au fond, pour l'écoulement des eaux. L'eau devait y être introduite par un tuyau en plomb dont nous retrouvions les traces au milieu des charbons et des cendres. En avant du baptistère, était une petite pièce pavée avec beaucoup de soin. C'était une espèce de parquet de pierre au milieu duquel figurait une rose octogone entourée de seize petits pavés taillés en carré et en losanges. (Nous donnons ici le dessin de cette rosace, réduite au dixième de sa grandeur.) C'était sur ce parquet que l'on faisait

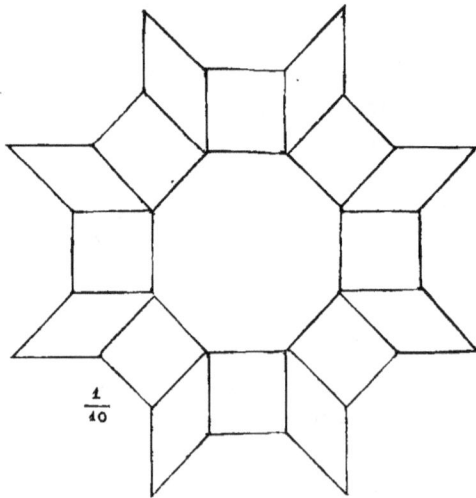

les menus détails de toilette et de propreté. Cette économie d'appartement démontre qu'il s'agit ici de bains particuliers et non de bains publics.

Dans les fouilles, se sont rencontrés des débris de fresque, des épingles en os, du verre et plusieurs médailles de bronze d'Adrien, de Trajan, de Vespasien, véritables *restes des ans et des barbares,* comme dirait Bossuet.

L'histoire de cette villa romaine serait incomplète si nous n'y ajoutions la découverte d'un aqueduc, long de près de trois kilomètres, qui amenait ici les eaux du fond du *Petit-Val*. Ce canal, aperçu pour la première fois il y a quarante ans dans les labours de la côte du *Mont,* fut détruit à diverses reprises, de 1825 à 1851, par les sieurs Hauville, Lassade, Vallin et Aubry, dont il traversait les terres. Je l'ai exploré en 1851 et en 1852, et je l'ai suivi presque sans interruption sur une espace de 2,000 mètres. En plusieurs endroits il est parfaitement conservé, comme dans les terres de M. l'abbé Tirel, occupées par le nommé Gilles, facteur de la poste aux lettres.

Le fond du canal était formé par une couche de ciment romain, rouge et épaisse de quatre à cinq centimètres : de ce même ciment étaient enduites les deux murailles collatérales qui formaient la caisse de l'aqueduc. Ces murs d'encaissement étaient en silex du rivage. Le haut était recouvert tantôt avec de gros cailloux, tantôt avec des pierres calcaires, parfois brutes, parfois taillées en nacelle à l'intérieur. La profondeur du canal pouvait être de vingt-cinq centimètres, la largeur de trente. Je lui ai reconnu à peu près la même capacité qu'à l'aqueduc romain que l'on trouve entre Acquigny et Louviers. Ce qui supposerait à Étretat et à Louviers une importance égale au temps des Césars. Un aqueduc analogue, si j'en juge par la description donnée dans le *Bulletin monumental,* vient d'être découvert et exploré par le docteur Billon, entre Glos et Lisieux [1].

L'aqueduc d'Étretat, la chose est aisée à prouver, amenait les eaux à la *villa* romaine, dont les débris remplissent l'enclos du presbytère, et alimentait le balnéaire que nous avons exploré en 1842 ; mais ce qui n'est pas connu c'est sa source. Peut-être nous sera-t-il donné de la dé-

[1] *Bulletin monumental,* année 1852.

couvrir ultérieurement en suivant scrupuleusement la marche du canal à travers les terres. Nous ne renonçons pas à cette espérance. En attendant nous supposons que la prise d'eau avait lieu à la Vévigne ou sous Bénouville, à une source aujourd'hui disparue. Ce serait chose intéressante que de trouver une fontaine dans une gorge aussi desséchée que le Petit-Val. C'est pourtant ce qui est arrivé à la *villa* de Sainte-Marguerite, près Dieppe, où M. Feret a retrouvé, en 1846, le bassin d'une fontaine qui a repris son cours interrompu pendant douze à quinze siècles.

V.

LE CIMETIÈRE GALLO-ROMAIN.

A notre avis rien ne complète mieux une étude sur une station antique que la découverte de sépultures qui soient contemporaines des monuments. Car si d'un côté toute population suppose un cimetière, d'autre part tout cimetière ne démontre pas moins invinciblement l'existence d'une agglomération disparue. Or, c'est après une attente de vingt années, que nous avons été assez heureux pour découvrir autour d'Étretat des sépultures vraiment romaines du même temps et de la même époque que les monuments que nous venons de décrire. Hâtons-nous de raconter cette heureuse découverte qui ne date que de deux ans.

En 1855, M. F. Valois, négociant de Rouen, et propriétaire du château du Tilleul ou de Fréfossé, faisait pratiquer un chemin sur le flanc de la colline boisée qui descend au Grand-Val d'Étretat. Arrivés presque au bas du côteau et non loin de la ferme du *Vauchel,* les ouvriers rencontrèrent, au milieu d'une épaisse couche d'argile, une suite de vases dont les divers groupes étaient séparés les uns des autres par des cailloux roulés, venant de la

mer ou d'une rivière. Plusieurs de ces vases avaient déjà
été écrasés par le tassement des terres, et la plupart des
autres furent entamés par la pioche des terrassiers, éton-
nés de la rencontre et peu expérimentés dans ce genre
d'exploration.

Comme tous les hommes de leur condition, ils s'ima-
ginèrent, à la vue de ces vases, qu'ils allaient trouver un
trésor, et dans leur empressement ils les mirent en pièces,
plutôt que de les dégager avec soin. Quelques-uns cependant échappèrent à ce nouveau massacre des Innocents,
et la plupart des morceaux furent recueillis par le propriétaire.

Le 21 août je me transportai sur les lieux, et après
avoir visité le sol, écouté le récit des travailleurs et étudié
les objets qui me furent présentés, je jugeai qu'il y avait
eu là une sépulture gallo-romaine du premier ou du second siècle de notre ère.

Elle se composait de cinq urnes en terre grise, contenant des ossements humains brûlés et concassés. Sur ces
cinq urnes quatre avaient la forme de nos *pot-au-feu* et
peuvent être considérées comme une imitation rustique
de ces *olla* si communes dans les *columbaria* de l'ancienne
Rome, et dont le marquis J.-P. Campana cite de nombreux exemples dans sa Description de deux sépulcres
du siècle d'Auguste, découverts en 1851, auprès du tombeau de Scipion [1].

La principale des cinq urnes du Tilleul était de forme
oblongue et ne comptait pas moins de 50 centimètres de
hauteur sur un diamètre de 33 à son plus grand renfle-
ment. J'ai recueilli au milieu de l'argile qui la remplissait
une large assiette en terre grise et une fiole de verre de

[1] **Giov.** Pietra Campana, *Di due sepolcri romani del secolo di Au-
gusto scoverti tra la via Latina et el Appia presso la tomba degli
Scipioni*, P. I, in-4°, Roma, 1852.

forme svelte et élancée. Cette pièce, connue en archéologie sous le nom de *lacrymatoire,* affectait ici une forme
rare et élégante. Parmi les quatre urnes au type du *pot-
au-feu,* deux n'ont présenté, à ce que je sache, que des

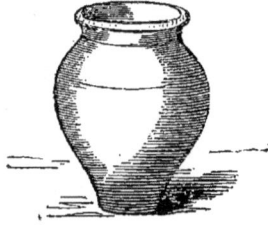

os brûlés. Sur les deux autres, l'une a donné un plateau
en terre rouge tombé au fond par la chute des terrains ;
l'autre a laissé voir les restes d'une assiette noire qui la
recouvrait. Dans son sein j'ai recueilli un fragment de
trépied en terre grise, un petit vase noir, destiné aux li-

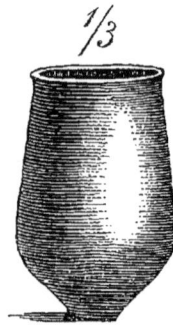

bations, et un second lacrymatoire en verre. Cette dernière fiole, faite comme la première, a sur elle l'avantage
d'une parfaite conservation. Elle se compose d'un carré
large de 3 centimètres et haut de 5, au-dessus duquel

s'élève un cou circulaire de 8 centimètres·de hauteur. Ce
col se termine par un cercle ou goulot aplati. Du reste le

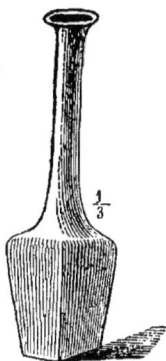

cimetière romain de Cany nous en a fourni une semblable,
en 1849 [1]. Schœpflin en possédait une pareille dans sa collection qui a été publiée à Strasbourg, par Oberlin, en
1773, sous le titre de *Museum Schœpflini*.

Parmi les autres vases dont on a pu reconnaître la
forme et la matière, je citerai une terrine en terre grise,
de la capacité d'un litre et demi, qui a pu contenir du
lait. Un petit vase en terre rougeâtre à couverte noire,
qui ressemble à nos pots à miel. Tels sont à peu près
les douze vases que nous a révélés cette sépulture rustique, ou du moins tels sont ceux que j'ai pu reconnaître.
Il est probable que ce lieu n'était guère que le dortoir
d'une famille, car les fouilles que j'ai pratiquées autour
du théâtre de la découverte ont été sans résultat.

Comme je l'ai déjà dit dans ma *Normandie souterraine* [2],
je savais qu'en 1850 et en 1853, le sieur Romain Hauville,
cultivateur à Étretat, avait trouvé dans son argilière, située sous le *Bois des Haulles,* plusieurs urnes en terre
cuite accompagnées d'assiettes, d'écuelles rouges et de

[1] *La Normandie souterraine.* pl. I, fig. 53.
[2] Première édition, p. 124. — Deuxième édition, p. 142.

clous en fer, restes des coffres de bois. En 1853, il avait sauvé deux jolis plateaux rouges que je recueillis de ses mains et qui provenaient d'une urne grise en forme de pot-au-feu. J'ai offert ces deux vases à M. le maire du Havre, qui les a déposés dans le Musée de cette ville.

Je n'estime pas à moins de cinq ou six sépultures et de trente vases les pièces antiques rencontrées par le sieur Hauville et en partie brisées par lui.

Depuis long-temps je nourrissais la pensée d'étudier ce champ qui s'offrait de lui-même à mes explorations. L'argilière du *Bois des Haulles* [1] n'étant qu'à 300 mètres *du Vauchel* j'y transportai mes ouvriers le 22 août, et dans une seule journée nous y avons fait la petite découverte que je vais raconter. Par elle-même elle est peu importante, mais pour moi elle avait une grande valeur, parce qu'elle me prouvait une fois de plus l'existence gallo-romaine de ma patrie, fait historique que j'avais commencé à établir dès 1835, par les fouilles du presbytère. J'étais heureux de ce qu'à vingt ans de distance, la Providence me permettait d'ajouter une page de plus à l'histoire de mon cher pays.

Les sépultures dont je parle étaient placées sur le flanc d'une cavée, dans un fond d'argile jaune, à 30 ou 40 centimètres du sol arable. C'est là que nous avons retrouvé les quatre dernières, car il est resté démontré pour nous qu'il n'y en avait plus au-delà et que les autres avaient été enlevées par l'exploitation. Il était donc grand temps d'arriver afin d'en conserver le souvenir.

La première sépulture se composait de cinq vases

---

[1] Comme tous les points qui possèdent des monuments antiques le *Bois des Haulles* a aussi ses traditions de cloches et de trésors cachés. On dit, par exemple, que sur le plateau qui domine notre champ funèbre, *la cloche d'Étretat, remplie d'or et d'argent, a été enfouie par les Anglais dans un endroit d'où l'on peut apercevoir la Grosse-Roche qui domine la rade.*

parmi lesquels dominait une urne grise, contenant des os brûlés et concassés. Elle était recouverte d'un plateau

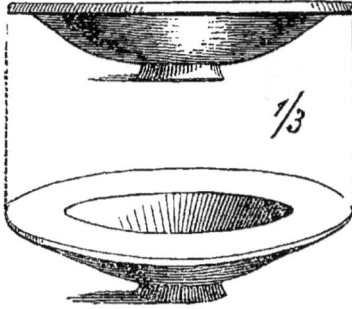

rouge en terre dite de Samos ; à côté était un petit pot noir et dedans un vase gris avec une fiole de verre hexa-

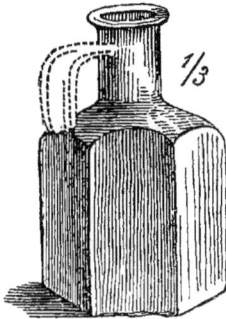

gone, dont l'anse avait été cassée avant l'enfouissement. Ceci nous prouvait que les pauvres gens d'Étretat se servaient pour leurs sépultures de vases domestiques qui parfois avaient grandement fait leur temps. Nous avons encore été à même de constater cette vérité à l'usure de plusieurs vases.

La seconde sépulture était formée avec une urne grise du genre de nos *pot-au-feu*. Cette urne, plus grande que les autres, avait 28 centimètres de diamètre, sur 32 de profondeur. Recouverte d'un trépied en terre cendrée, elle contenait des os brûlés et concassés, un petit pot

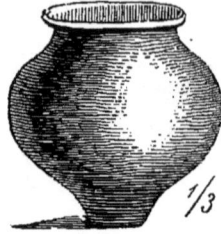

noir, un plateau rouge en terre samienne orné sur les

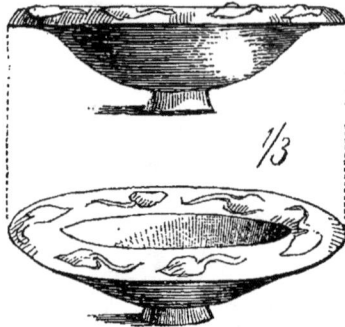

bords de feuilles d'eau en relief, et un vase de cristal pour les libations. Ce dernier était réduit en cent morceaux. Sous l'urne on avait couché une cruche rougeâtre.

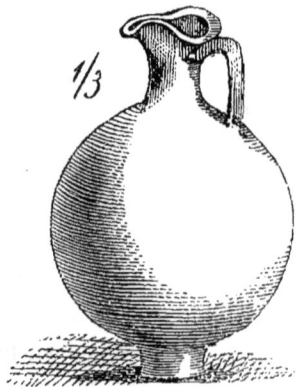

La troisième sépulture nous a donné une urne en terre noire assez fine, recouverte d'une assiette noire renversée et tombée dans l'urne. Au fond du vase funéraire étaient des os brûlés ; dessous une petite cruche grise à peu près entière et un petit pot gris.

Enfin la quatrième était composée d'une urne grise renfermant aussi des os brûlés ; à côté d'elle était un petit pot gris ayant pu contenir du miel ou du lait.

Ces quatre sépultures nous ont donné de dix-sept à dix-huit vases, dont cinq seulement ont pu être conservés pour le Musée départemental de Rouen.

Je ne dois pas omettre d'ajouter qu'ici, comme dans toutes les incinérations du Haut-Empire que nous avons fouillées, on trouvait autour des vases des clous provenant des caisses de bois dans lesquelles ces sépultures avaient été primitivement renfermées. Toutefois nous n'y avons pas rencontré de cailloux taillés ni roulés.

Avant de terminer cet article, me sera-t-il permis de rappeler que dans le vallon où nous nous trouvons, nous sommes entourés de sépultures et de débris romains. A 200 mètres de la ferme de Vauchel, au lieu dit la *Haie au Curé*, un laboureur a rencontré, vers 1781, une urne de verre bleu et plusieurs urnes en terre remplies d'ossements brûlés.

Mais ce que je n'ai pas encore dit c'est que, en 1840, un habitant de Bordeaux, nommé Frémont, détruisant le fossé d'une cour possédée par M. Boivin, et placée sur la route d'Étretat à Fécamp, trouva une grande urne grise pouvant contenir de 15 à 20 litres. Après en avoir effondré l'ouverture, qui était cimentée, cet homme rencontra à l'intérieur une autre urne en verre, contenant des os brûlés et concassés. Dans cette grande jarre ou mortier, on recueillit aussi une cruche en terre, de petits vases de terre et de verre, dont quelques-uns étaient munis d'anses.

En 1843 j'ai encore vu chez M. Boivin, de Bordeaux, les restes de l'urne principale. Elle m'a paru ressembler à la grande urne, en terre grise, trouvée à Luneray, en 1827, et qui se voit à la bibliothèque de Dieppe [1]. Elle m'a rappelé aussi le grand vase cinéraire, recueilli en 1834, dans un fossé de Grainville-l'Allouette, et qui fut donné au docteur Robin, de Goderville. J'ajouterai maintenant que l'analogue parfait de ce vase vient d'être rencontré à Bréauté, dans une sablonnière appartenant à M. Mochon [2].

A propos de cette dernière découverte de Bordeaux, nous rappellerons que sur ce même village, nous avons trouvé, en 1842, dans un affluent du Grand-Val, au triage du *Château-Gaillard,* une maison romaine avec hypocauste, canaux, pavages, crépis coloriés, et monnaies de bronze du Haut-Empire [3]. En 1843, au contraire, sur la plaine dont le versant incline vers le Petit-Val, nous avons reconnu une immense villa romaine, longue de plus de 100 mètres, avec murs de clôture, tourelles, couloirs et galeries, dont une était soutenue par 19 colonnes. Outre des monnaies de bronze du temps de Néron, de Trajan et de Faustine, il a été trouvé ici une monnaie consulaire en argent, à l'effigie de *Dossen,* de la famille Rubria, laquelle figure à présent au Musée de Rouen [4].

---

[1] *La Normandie souterraine,* 1re édit., p. 133. — 2e édit., p. 152.

[2] *Sépultures gauloises, romaines, franques et normandes, faisant suite à la « Normandie souterraine, »* p. 412.

[3] *Fouilles du Château-Gaillard, dans l'arrondissement du Havre,* in-8o de 7 pages. Rouen, Périaux, 1843. — *Revue de Rouen* de janvier 1843, p. 21-47. — *Bulletin monumental,* t. IX, p. 106-11.

[4] *L'Étretat souterrain, deuxième série, fouilles de 1843,* in-8o de 15 p. Rouen, Péron, 1844. — *Revue de Rouen,* 1er semestre de 1844, p. 25-38. — *Bulletin monumental,* t. X, p. 160-64.

Enfin, nous ne rappellerons que pour mémoire l'aqueduc romain qui longe le Petit-Val sur un parcours de
2,000 mètres ; la *villa* du presbytère d'Étretat, fouillée en
1835 et en 1842, laquelle a offert un baptistère lambrissé
en pierre de liais, des salles pavées, soit en dalles, soit en
mosaïque, et des murs recouverts de crépis coloriés [1].
En un mot, tout le village est rempli de ruines antiques
que les constructions nombreuses, élevées dans son sein
depuis dix-huit ans, ont rendues plus apparentes et plus
journalières. Toutefois nous avons été heureux de constater, à l'aide de documents matériels et positifs tirés du
sol, ce chartrier des siècles, l'état de haute civilisation
où était parvenu notre pays il y a 16 et 18 siècles ; civilisation qui n'a point été surpassée depuis, et que nous
aurons bien de la peine à égaler aujourd'hui.

VI.

LE CIMETIÈRE FRANC.

Aux gallo-romains succédèrent les Francs comme
dominateurs et maîtres de nos contrées. On ne saurait
douter que ces tribus guerrières n'aient occupé la vallée
d'Étretat ou plutôt que, sous cette domination semi-ro-
maine et semi-germanique, cette baie n'ait compté des
habitants pêcheurs et guerriers comme on était alors.
Les Francs, ici comme partout n'ont laissé sur le sol
aucune trace vivante de leur passage, mais leur cendre
s'est mêlée à la cendre des ruines antiques et c'est à elle
que nous viendrons demander tout ce que nous pourrons

---

[1] *L'Étretat souterrain, première série, fouilles de* 1835 *et de* 1842,
in-8°, de 27 pages. Rouen, Périaux, 1842. — *Revue de Rouen de* 1842,
1er sem., p. 318-32, 380-90. — *Étretat et ses environs*, in-8°, Havre,
Morlent, 1839. — *Étretat, son passé, son présent, son avenir*. Dieppe,
Delevoye, 1850 et 1853.

savoir sur cette période obscure et agitée qui va du vi^e au xe siècle.

Chose singulière! ce fut sur les ruines mêmes et tout autour de l'édifice gallo-romain renversé par les invasions saxonnes ou comblé par les missionnaires chrétiens que l'on enterra les premiers hommes qui vécurent ici à l'origine de la Monarchie française.

Des fouilles faites à différentes reprises, depuis cinquante ans, nous ont montré dans le jardin du presbytère et fort loin à l'entour, un champ de repos mérovingien et carlovingien dont nous avons essayé d'élucider l'origine. Ce dortoir de nos pères occupait tout le pied de la côte du *Mont,* et était fermé à l'ouest par la *rue du Presbytère,* au sud par le *chemin de Bénouville,* à l'est par les terrains défrichés par M. le comte d'Écherny, et au nord par la falaise et la mer.

Il me faut reprendre ici les choses de plus haut.

Lorsque j'étais enfant, j'avais appris, non sans terreur, que la maison de mon père, très-voisine du presbytère, était assise sur un cimetière. Aussi je ne fus pas peu surpris, un jour, en cherfouissant autour de notre demeure, de rencontrer sous ma bêche les ossements et la tête d'un mort. Mon père me raconta alors qu'en 1799 et en 1800, lors de la confection de la batterie de Droite, on avait extrait des bannelées d'ossements, en creusant entre le presbytère et le corps-de-garde. Pour preuve de ce qu'il avançait, il me montra, dans la coupe des terrains, des os de morts qui dardaient au soleil, comme des témoins irrécusables.

En construisant la ligne de maisons qui domine le presbytère, on a trouvé une foule de choses curieuses perdues par l'incurie des travailleurs. Au mois de mai 1807, l'ingénieur Leboullenger, passant par Étretat, lors de son voyage départemental, entrepris par ordre du

préfet, apprit qu'un « habitant de ce village avait trouvé,
en faisant les fondations de sa maison, un tombeau renfermant une épée et quelques morceaux de cuivre. L'é-
pée, ajoute-t-il, était tombée en ruines. J'achetai pour
peu de chose les morceaux de cuivre, je les ai apportés
à Rouen ; ils présentent peu d'intérêt; ils sont brodés
très-légèrement et de mauvais goût. L'épée était courte
et large de quatre doigts. »

Heureusement le voyageur-ingénieur nous a conservé
le dessin des objets de bronze trouvés à Étretat, et son
dessin vaut beaucoup mieux que sa description. Ces précieux débris, figurés sur la planche v de son recueil [1],
sont de curieuses agrafes de ceinturon, évidemment mé-
rovingiennes. Nous les reproduisons ici réduites au
moins de moitié.

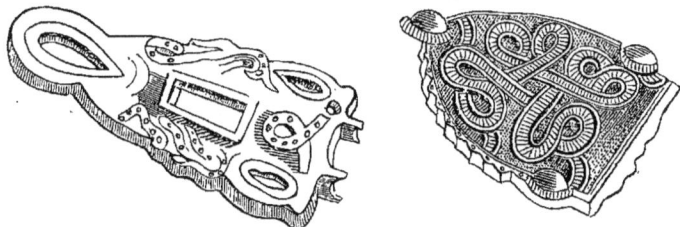

Elles ont la plus grande ressemblance avec celles qui
furent trouvées en Bourgogne par M. Baudot ; en Suisse,
par M. Troyon ; à Lymne, en Angleterre, par M. Roach
Smith [2], par M. Gosse dans les cimetières de la Savoie [3],
et par moi-même dans les cimetières francs de Lucy, de
Parfondeval, de Londinières et d'Envermeu.

[1] *Voyage dans le département de la Seine-Inférieure exécuté en
1807, par ordre de M. Savoye-Rollin, préfet, par A. Leboullenger,
ingénieur, 2 vol. in-f°, Mss. de la Bibliothèque de Rouen.*

[2] *The Antiq. of Richborough, Reculver and Lymne in Kent, p. 264*

[3] *H. J. Gosse, Notice sur d'anciens cimetières trouvés soit en Savoie,
soit dans le canton de Genève, in-8°, Genève, 1853. — Mém. de la
Soc. d'Hist. et d'Archéologie de Genève, t. ix.*

Il y avait aussi des vases que les bonnes gens d'Étretat appelèrent des *pots à l'onguent* et de petits instruments qu'ils nommèrent des *outils de médecin*. C'est dans ces termes que j'avais entendu parler de la découverte de 1807, avant de connaître l'ouvrage de M. Leboullenger. Mais les précieux dessins qu'il nous a conservés, rapprochés des découvertes faites en 1851, par M. le comte d'Écherny, en fouillant précisément au même endroit, démontrent d'une manière invincible l'origine franque de ces sépultures.

Quelque temps après, Jean Acher, élevant la maison voisine, m'a dit avoir trouvé aux quatre coins d'un squelette des boules de cuivre qu'il appelait des *pommeaux de cercueil*. Je me souviens fort bien qu'en 1822, lorsque le sieur Fréval faisait construire la maison récemment occupée par Louis Guérard, on trouva un squelette au côté duquel était un large sabre en fer, comme celui dont parle l'ingénieur Leboullenger, et semblable à ceux qui furent trouvés par M. d'Écherny.

En 1830, en construisant le presbytère, et en 1835, dans mes premières fouilles, j'ai vu enlever de dessus le pavage romain des squelettes qui avaient été inhumés très-régulièrement sur ces ruines antiques. Plusieurs avaient des vases dans les jambes [1].

Cette particularité s'étant renouvelée pendant l'exploration de 1842, je fis un sondage dans tout le terrain qui entoure la *villa*, vers l'Orient. J'y trouvai d'abord, le long des murs, un petit cercueil de pierre qui renfermait le corps d'un enfant d'environ six ans. Ce sarcophage, long de 85 c. et large de 38, était d'une seule pièce, mais

---

[1] Étretat n'est pas le seul endroit où cette particularité ait été remarquée. En 1852 les archéologues de Châlon-sur-Saône ont trouvé dans les villas romaines de Noiry et de Sans (Saône-et-Loire) des cadavres couchés jusque sur les mosaïques (*Mém. de la Soc. d'Hist. et d'Archéol. de Châlon-sur-Saône*, t. III, p. 133 et 138.)

le couvercle, tectiforme, était en deux morceaux. La nature de la pierre était celle du pays; elle m'a paru pro-
venir du *Banc à Cuves,* qui sert de base à la *porte d'A-
mont,* où l'on dit que furent prises toutes les auges et
toutes les dalles du village. C'est de là aussi que l'on
aurait extrait les pierres de l'église, d'après la tradition.

Je déterrai ensuite de douze à quinze squelettes, placés
à 66 c. du sol, les mains le long des côtés, les pieds au
sud-est et la tête au sud-ouest. Quelques têtes n'étaient
pas sur les épaules, deux étaient aux pieds, une autre sur
la poitrine, ce qui indiquait ou une décollation ou une
inhumation assise, comme à Londinières, à Envermeu,
à Selzen près Mayence, dans le Danemark et en Angleterre,
dans le Yorkshire et le Northamptonshire. Une de ces
têtes, probablement celle d'un vieillard, malgré une
épaisseur de quinze millimètres, présentait au front, au-
dessus de l'œil gauche, une entaille de sabre appliquée
horizontalement d'une façon si vigoureuse qu'elle avait
pénétré jusqu'à la cervelle [1]. Il était évident que la mort
avait été la suite de cette blessure.

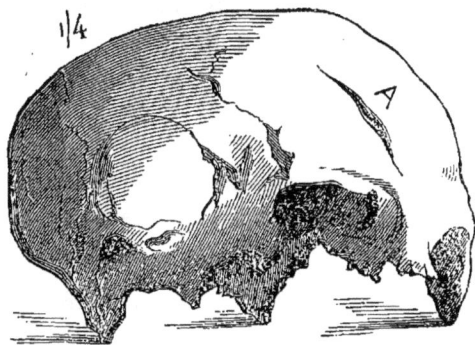

Chose assez remarquable, c'est que la *Chronique* de

[1] Sur la gravure l'entaille est marquée par la lettre A.

l'abbaye de Centule, en Picardie, en racontant l'exhumation du célèbre Angilbert, gendre de Charlemagne, in-
humé à Saint-Riquier, dit que l'on trouva avec lui le corps
de son fils le comte Nithard, abbé du monastère, qui
portait encore à la tête la marque d'une blessure mortelle,
reçue vers 850 dans un combat contre les Normands [1].
Des têtes transpercées par une flèche ou un instrument
tranchant ont été également trouvées dans des sépultures
des temps mérovingiens. M. Namur en cite deux dans le
Grand-Duché de Luxembourg, l'une à Givenich et l'autre
à Moersdorf sur la Sûre. M. von Durrich en a rencontré
une, en 1846, dans le cimetière allemand du Mont-Lupfen,
près Stuttgart [2]. Les antiquaires de la Belgique ont
recueilli à Lède, près d'Alost, un os auquel une tête
de flèche adhérait fortement [3], et nous-même, en 1854,
avons ramassé dans une fosse d'Envermeu un crâne fendu
dans toute sa longueur par un scramasaxe.

Avec ces corps se trouvaient des vases, des ornements
et parfois les armes homicides qui avaient servi à les
tourmenter. En 1842 je n'ai pas rencontré d'armures,
mais seulement sur une tête une épingle en os comme on
en a trouvé à Sainte-Marguerite-sur-Mer, ce qui indique-
rait peut-être une tête de femme; puis quatre ou cinq
vases en terre grise, assez petits et rayés ou plutôt cerclés
sur la panse comme des barillets. Nous les reproduisons
à la page suivante.

Ces vases n'étaient point aux pieds ainsi qu'à Londinières et à Envermeu, mais entre les deux jambes, parti-

---

[1] « In cujus capite (Nithardi filii Angilberti, abbatis et comitis)
videbatur illa percussio quâ, eventu prælii, fuit occisus. » *Chron.
Centull.* apud Bouquet, t. VI, p. 229, note 6. — De Gerville, *Mém. de
la Soc. des Antiq. de l'Ouest*, t. II, p. 199.

[2] *Die Heidengraber am Lupfen (bei Oberflacht)*, p. 8, pl. XI, fig. 1

[3] *Public. de la Soc.*, etc., *de Luxembourg*, t. VIII, p. 56.

cularité que j'ai eu rarement l'occasion de constater ailleurs. Ils avaient une grande analogie avec ceux du cimetière de Martin-Église ou des sépultures de Saint-Pierre-d'Épinay, que je reporte aux temps carlovingiens.

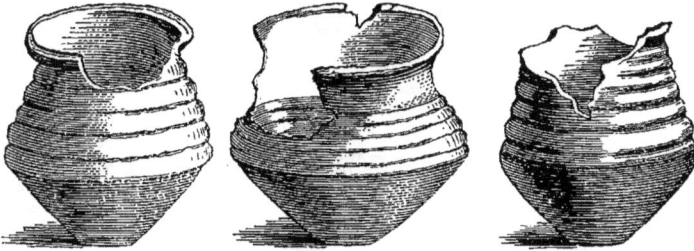

En 1850 et en 1851, M. d'Écherny a été plus heureux que nous. D'abord il a trouvé plusieurs vases, dont un présente des ornements gravés évidemment mérovingiens et l'autre ressemble à quelques vases trouvés à Envermeu et à d'autres rencontrés en Allemagne et en Angleterre, et reproduits par M. Roach Smith, dans ses *Collectanea antiqua*. De plus il a rencontré trois sabres en fer, longs de 45 c. et larges de 5, courts et coupant d'un seul côté. (Nous offrons ici au lecteur un sabre franc entièrement analogue.) Les boucles, qui attachaient le ceinturon,

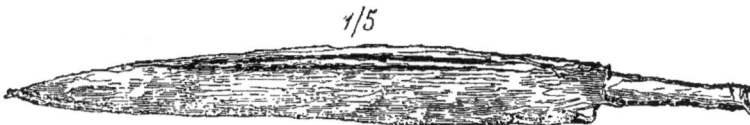

1/5

étaient de fer avec clous de cuivre. Ces boucles et leurs plaques étaient damasquinées. Nous en reproduisons

4

deux échantillons absolument semblables aux nôtres.

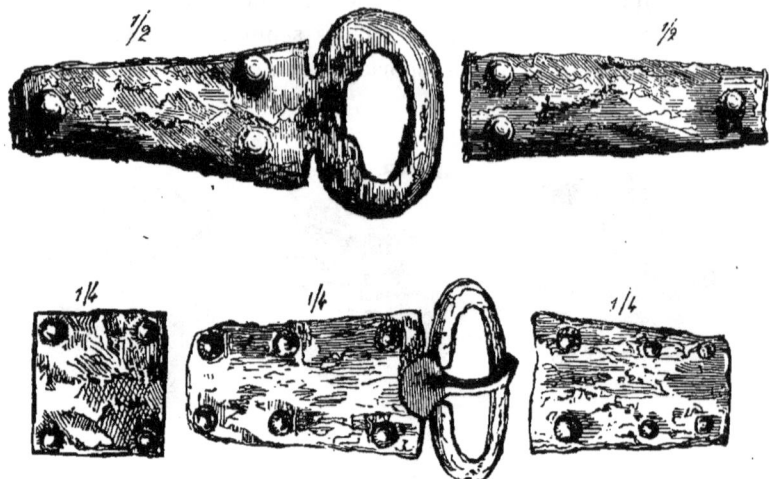

Cette terre, ce fer, ce cuivre, sont peut-être des témoi-
gnages de la pauvreté séculaire des habitants d'Étretat ;
mais ils prouvent aussi que leur vallée était bien gardée
dans ces temps barbares où tout homme vivait armé, et
où l'on ne croyait reposer en paix qu'en dormant sur son
armure.

VII.

LA CHAPELLE DE SAINT-VALERY.

La chapelle de Saint-Valery est le plus vieux monument chrétien d'Étretat et l'un des plus anciens du
diocèse de Rouen. J'ai encore connu ce vieil oratoire,
transformé en grange dès avant la Révolution. Ses épaisses
murailles, détruites en 1822, étaient bâties avec des
tuiles à rebords, des pierres tuffeuses et des matériaux
romains, grossièrement entassés, comme on peut le voir
dans celles qui ont échappé à la destruction. Deux cha-

piteaux, enlevés en 1842, et ornés de dessins en creux, furent jugés du xe siècle par M. Vitet et par M. Emmanuel Gaillard. La chapelle, en effet, devait être de ce temps.

N'est-ce pas chose étonnante de voir dans toutes les principales vallées du littoral, depuis la Somme jusqu'à la Seine, des chapelles ou des églises sous l'invocation de saint Valery. Sans parler de Fontaine-la-Mallet, dans la vallée d'Harfleur, Étretat possède une chapelle antique dédiée à ce saint; Fécamp avait, avant la Révolution, une vieille paroisse sous son patronage; Veulettes, à l'embouchure de la Durdent, lui consacre son église; Saint-Valery-en-Caux lui doit son nom, et l'on prétend qu'il en a bouché la rivière avec des balles de laine parce qu'elle servait aux superstitions du paganisme; à l'embouchure de la Saâne, la *villa* de Sainte-Marguerite est flanquée de deux églises dédiées à ce saint, Quiberville et Varengeville-sur-Mer. La Scie même conserve mention de lui dans l'église d'Anneville; Graincourt, à la naissance du vallon de Berneval, lui voue un culte tout particulier. Tous les habitants portent le nom de Valery, comme leur église.

Je passe sous silence Saint-Valery-sous-Bures et Meulers dans la vallée de Béthune; mais l'embouchure de l'Yère avait, à son sommet, une église dédiée à saint Valery, que Robert comte d'Eu donna, en 1059, à l'abbaye du Tréport[1]. Enfin, à l'embouchure de la Bresle, près de la ville d'Eu, on trouve l'église de Pons, siége d'un pèlerinage célèbre et d'une fontaine miraculeuse, où l'histoire et la tradition veulent que le saint se soit reposé[2].

[1] Ecclesiam Sancti-Walerii in monte Aquoso cum terrâ, etc. *Gallia Christ.*, t. XI, *Instrum.* — *Neustria pia : Ulterior Portus.*

[2] Voici ce qu'on lit dans une *Vie de saint Valery*, écrite par Ragimbert, abbé (apud Bolland. April., t. I, pag. 16, 17, 18) : « Valericus pervenit ad locum qui dicitur Austa aliàs (Augusta) juxtà Auvæ fluvium et juxtà ripam ipsius fluminis stipes erat ingens diversis

Maintenant, ne vous semble-t-il pas voir, dans toutes ces églises et dans toutes ces chapelles, des traces d'une mission faite au vii⁰ siècle, sur les côtes de l'Océan, par cet apôtre du Ponthieu? Pour moi je suis porté à le croire, et j'ai le plaisir de voir mon opinion appuyée par l'histoire du saint, par la tradition locale et par les agiographes qui se sont occupés du pieux abbé de Leuconaüs et de ses prédications.

L'histoire de ses miracles rapportée par Mabillon et les Bollandistes, dit qu'une chapelle fut consacrée à saint Valery, dans le Bourg-d'Ault, par les infidèles qu'il avait convertis [1]. M. l'abbé Boulogne dit positivement que saint Valery faisait souvent des missions dans le pays de Caux, où les infidèles étaient fort nombreux. « Les bénédictions » que ces pauvres gens en reçurent, ajoute-t-il, les obli- » gèrent à lui marquer leur reconnaissance en faisant » bâtir des églises et des chapelles qu'ils lui consacrèrent, » et en donnant son nom aux pays les plus considérables » de la contrée [2]. »

L'histoire de cette époque, l'histoire de l'établissement du christianisme dans nos contrées, est tellement obscure, tellement inconnue, tellement dénuée de preuves écrites, que nous sommes obligé d'en rechercher les traces dans les traditions, dans les monuments, et jusque dans l'empreinte, non encore effacée, des pas de nos premiers missionnaires.

imaginibus figuratus qui nimio cultu, more gentium, à rusticis colebatur. » — Il renversa cet arbre, même au péril de sa vie, dit une autre légende, et plus tard : « In ipso eodemque loco posteà in honorem sancti Valerici basilicam construxerunt juxtà fontem in quo fertur ipse se lavisse ubi plurima beneficia rectâ fide petentibus à Domino præstantur. »

[1] *La Vie de saint Valery* (traduction du docteur Ravin), Abbeville, Boulanger-Vion, 1821, in-18, p. 31.

[2] Id., ibid., p. 25.

VIII.

L'église de Notre-Dame d'Étretat est le plus bel édifice du canton de Criquetot-l'Esneval. Esquisse abrégée de l'Abbaye de Fécamp, on croit y reconnaître les mains de l'architecte qui présida à la grande construction monastique. A la vue de ce plan si simple, de ces formes si sévères, on est tenté de croire que l'une est fille de l'autre. Toutefois, à Fécamp, le style en pointe domine dans tout l'édifice ; mais à Étretat, l'ogive règne, il est vrai, dans le chœur, le clocher, le sanctuaire, les transepts ; cependant, dans la nef et dans les allées, c'est le plein-cintre.

Le portail est d'une grande simplicité et d'une grande pureté tout à la fois. C'est une arcade romane ornée de zigzags, de frettes crénelées et de têtes de clous ; les colonnettes qui la supportent ont des chapiteaux à personnages. Grâce à la bienveillance de M. Barthelemy, architecte de la cathédrale de Rouen, nous pouvons offrir à nos lecteurs un dessin réduit de cette charmante conception du style roman.

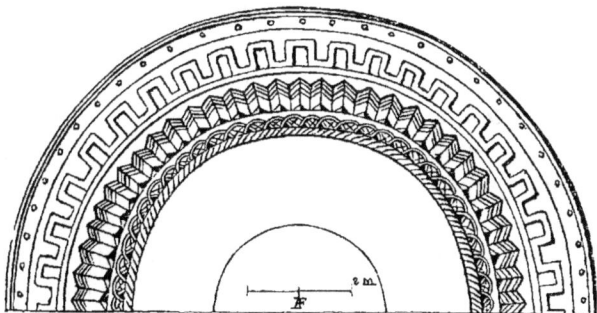

Le mauvais goût du xviiᵉ siècle a grossièrement rapetissé ce portail. La porte en bois, qui ne manque pas de caractère, a été faite en 1688 et payée 70 livres [1]. Le premier personnage pour lequel elle s'est ouverte fut messire Nicolas Colbert, coadjuteur de Rouen et archevêque de Carthage, qui visita l'église d'Étretat, en 1688 [2].

A droite et à gauche de ce portail les architectes de l'école romane placèrent dans une petite niche une statue de pierre qui a perdu tout son caractère et est entièrement méconnaissable. Le personnage du côté sud est assis et a les deux bras levés comme pour bénir. Celui du nord est debout : d'une main il paraît tenir une crosse ou un bâton, l'autre semble levée pour donner la bénédiction.

L'aspect intérieur de la nef est grave et solennel. Formée avec des cintres romans, supportée par de grosses colonnes courtes et rondes, elle présente un des types les plus curieux de l'architecture romane rustique. Les chapiteaux sont de simples pierres carrées, un seul a des cônes et un autre les entrelacs d'un panier. Les arcades sont ornées d'un cordon ou d'un rang de dents de scie. Cette nef, qui est sans voûte, est éclairée par d'étroites fenestrelles qui s'élargissent à l'intérieur.

Les fenêtres des bas-côtés ont été agrandies sous Louis XIV ; c'était l'époque où l'on commençait à savoir lire et à porter des livres à l'église. Ce remaniement a fait perdre à l'édifice sa physionomie primitive ; le badigeon a achevé de lui enlever sa teinte de pierre si sombre et si riche tout à la fois. Au dehors, la corniche est formée de modillons représentant des têtes grimaçantes, des diablotins et des animaux fabuleux.

L'ogive commence aux deux dernières arcades de la nef. Il semble qu'elle soit née pendant la construction de cette église et qu'elle soit venue fort à propos pour présider à son achèvement.

[1] *Archives de la fabrique.*
[2] Id.

Le plus beau morceau de cette église, c'est la lanterne supportée par quatre grands piliers tapissés de prismes et de colonnettes. La voûte est si hardiment jetée, les colonnes sont si finement élancées, les ouvertures sont si mystérieusement pratiquées, le jour est si sombre, que là le sentiment religieux vous pénètre jusqu'au fond de l'âme.

Au dehors, la tour du clocher est percée de deux fenêtres ogivales qui décorent avec bonheur cet austère monument. La corniche est formée avec des consoles unies. Un ancien plan, conservé dans les archives de la fabrique, nous montre le corps-carré surmonté d'une flèche octogone en plomb, qui fut frappée par la foudre en 1747. La même année, M. Bénard, curé d'Étretat, réunit ses paroissiens pour délibérer « sur les réédifications qu'il convenait de faire à la tour et clocher de l'église incendiés par le feu du ciel. » La communauté décida que les travaux seraient immédiatement commencés, et en 1748 maître Jean Decaëns refit pour 1,300 livres le beffroi et le toit carré que l'on voit aujourd'hui.

En septembre 1750, les trois cloches furent refondues à Criquetot-l'Esneval, par Nicolas Simonot, fondeur à Nonancourt. Les deux petites furent enlevées à la Révolution, la grosse seule est arrivée jusqu'à nous, elle portait cette inscription : « L'an 1750, j'ai été bénite par Me Pierre Bénard, prêtre-curé de ce lieu, et nommée *Catherine* par Jacques-Daniel Puchot, chevalier, comte de Gerponville, seigneur du Tilleul, Saint-Martin-de-la-Poterie et autres lieux, chevalier d'honneur de feue la reine de Pologne, et noble dame Marie-Rénée Deschamps, épouse de messire Jacques Compoinct du Boulhard, seigneur de Virville, Saint-Gilles, Turretot et autres lieux. »

Cette cloche, vieille de cent ans, a été cassée au commencement de 1850, et remplacée la même année par trois autres plus fortes que les anciennes. C'est ainsi qu'ont été réparés les désastres de la Révolution. Fondùes par les frères Cartenet, à Gueutteville-ès-Plains, les cloches d'Étretat ont été bénites solennellement le 12 mai 1850, par M. l'abbé Joly, curé-doyen de Criquetot-l'Esneval. Ce fut une magnifique cérémonie, telle que le village n'en avait point vu de semblable depuis la plantation du Calvaire, le 2 mai 1820.

J'eus le bonheur de prêcher cette bénédiction des cloches de ma patrie, et ce sera toujours un de mes plus doux souvenirs. Les parrains et les marraines étaient tous des enfants d'Étretat, par la naissance ou par le cœur. La première a été nommée *Marie-Céleste*, par M. Fiquet, maire de Criquetot-l'Esneval et conseiller général du canton, et par Mme Duparc, épouse de M. Jean Duparc, propriétaire à Étretat ; la seconde porte les noms d'*Alexandrine-Clarisse*, donnés par M. Alexandre Palfray, armateur de Fécamp, et Mme Lenormand, épouse de M. Lenormand, maire du Bosc-le-Hard et conseiller général de Bellencombre ; la petite a été appelée *Pauline-Adèle*, par M. Valois, négociant à Rouen, et propriétaire du château de Fréfossé et par Mme Fauvel, épouse de M. le maire d'Étretat. Puissent ces cloches baptisées avec tant de pompe avoir un meilleur sort que leurs aînées ! Puissent-elles ne jamais quitter cette tour pacifique pour descendre sur les champs de bataille et épouvanter le monde du bruit de nos révolutions ! Puissent-elles aussi ne jamais annoncer, par de lugubres accents, l'incendie de la chaumière, ni la cruelle invasion des ennemis ! Puissent-elles au contraire présider pendant bien des siècles au berceau de l'enfance, à la couche nuptiale et au lit du mourant !

Sous le clocher fut enterrée, à l'époque de la Révolution, la statue de Saint-Pierre-de-la-Manche que l'on disait trouvée par les pêcheurs en hâlant leurs filets dans le *Fond-Béni*. Le saint appuyait sa main sur une ancre et portait un câble *lové* autour de son cou. Les pêcheurs avaient tant de respect pour ce saint de la mer, que toutes les barques étaient obligées de le saluer à leur passage en hissant leur pavillon. Celles qui ne s'y soumettaient pas étaient averties de leur devoir par une décharge des couleuvrines du fort de Fréfossé.

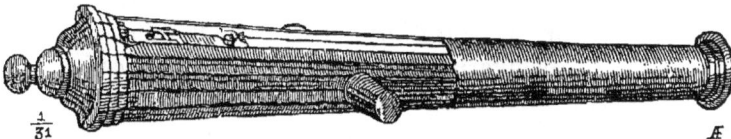

Plusieurs années auparavant, à une époque qu'il est difficile de préciser, de vraies richesses furent enfouies sous ce clocher. En 1840, lorsqu'on dalla cette partie de l'église en asphalte [1], on rencontra plusieurs bas-reliefs en pierre, sculptés au xviᵉ siècle, que l'on voit maintenant dans le porche de l'église. Ce sont des groupes encadrés qui représentent *Jésus mis dans le tombeau* et une *Résurrection*.

Selon toutes les vraisemblances ces sculptures, peintes et dorées, proviennent d'une ancienne *Passion* qui formait autrefois le rétable du maître-autel [2]. Lors des ré-

[1] On dépensa pour cette opération et pour quelques travaux de restauration qui furent exécutés alors, une somme de 2,500 francs accordée par le ministère de l'Intérieur et obtenue par M. Vitet.

[2] Quelques personnes ont supposé que ces débris sculptés provenaient de l'ancien jubé démoli vers 1719. Il n'est pas en effet sans exemple de rencontrer au sein de la terre les restes de jubés démolis par les troubles civils ou les révolutions liturgiques. Nous savons qu'en 1826, lorsque l'on construisit à Dieppe la salle de spectacle, on trouva des pierres sculptées et dorées que les protestants de 1562 avaient enlevées à l'église Saint-Remy, afin de paver leur abreuvoir du Port-d'Ouest. *(Les Églises de l'arrond. de Dieppe, t. 1, p. 16.)* —

formes liturgiques mises en vogue sous Louis XIV et sous Louis XV, il est probable qu'une contre-table en bois aura pris la place du rétable de pierre peut-être déjà mutilé par les iconoclastes de 1562.

Ces seuls témoins de l'iconoclastie suffiraient pour nous prouver que les disciples de Calvin ont passé là; mais nous avons sur ce sujet un document écrit des plus curieux.

La fabrique d'Étretat, comme toutes celles du diocèse, payait chaque année la débite à l'œuvre de la cathédrale de Rouen. Réduite à la *misère* par le pillage des calvinistes, la pauvre église ne put, pendant vingt ans, s'acquitter de sa dette envers la métropole; pressés par les agents du fisc, les trésoriers d'Étretat vinrent à Rouen, le 5 avril 1581, pour présenter leur requête au chapitre lui-même. « Ils demandoient, dit le rédacteur des délibérations capitulaires, qu'il leur soit remis la moictié des dix-neuf années de la débicte due par le thésor, attendu que leur église avoit esté pillée et ravagée au temps des troubles. La requeste mise en délibération, MM. Bigot et Ballue ont été commys pour parler aux dicts thésoriers et pour entendre leur volonté [1]. »

La délibération capitulaire du lendemain, 6 avril, nous donne le résultat de la conférence. « Après que MM. Bigot et Ballue eurent référé qu'ils avoient parlé aux thésau-

---

En 1836, M. Lassus, architecte du gouvernement, ayant obtenu la permission de faire des fouilles dans la cathédrale de Paris, y retrouva les débris sculptés et polycromes du jubé de pierre qui avait été jeté là dans la nuit du 24 au 25 avril 1763. — A Chartres, en 1848, le même architecte rechercha aussi dans la cathédrale les débris du jubé construit par Yves de Chartres à la fin du XIe siècle : il n'a trouvé que quelques fragments incertains. *(Annuaire du département d'Eure-et-Loir pour* 1849, p. 330.)

[1] *Registre des délibérat. du chapitre de Rouen*, année 1581. — Arch. départ.

riers d'Estretat, poursuyvis par le recepveur de la débite
de payer dix-neuf années de la débite à 17 sous 6 deniers
par chascun an et qu'ils avoient accordé avec les dicts
thésauriers, sous le bon plaisir du chapitre, qu'ils en
payeroient dix années comptant et leur en seroit donné
neuf. Ouy ledit reffert, le chapitre a eu aggréable ce qui
faict a esté par les dicts sieurs Bigot et Ballue et ordonne
qu'on payeroit dix ans de la dicte débite demeurant
quittes de tout le temps passé, à la charge de payer à
l'advenir chascun an [1]. » Il y avait donc alors des protestants à Étretat. Aujourd'hui, on n'en trouverait pas
un seul. Toutefois, on en voyait encore en 1685, car,
après la révocation de l'Édit de Nantes, l'église d'Étretat
reçut des abjurations [2]; mais il y en avait beaucoup à
Criquetot, à Gonneville et à Anglesqueville. Or, rien de
pire que de mauvais voisins.

Mais à Étretat, si les dénicheurs de saints ont été
nombreux, ils n'y ont pas toujours été tranquilles. On
cite qu'à la Révolution, pendant que les *Montargis* brû-
laient sous le porche et Sainte-Catherine, et Saint-Sauveur et Notre-Dame-du-Petit-Val, il survint, par un jour
brumeux de novembre, un si effroyable coup de tonnerre,
qu'ils tombèrent tous la face contre terre.

Mais voici bien la plus étonnante histoire que l'on
puisse raconter et la plus capable d'épouvanter les iconoclastes présents, passés et à venir.

En 1740, Me Pierre Michaud était curé d'Étretat; c'était
un vénérable patriarche dont la foi simple et naïve avait
conservé quelque chose des anciens jours. Depuis quarante ans, il vivait loin du monde, au milieu d'une

---

[1] *Registre des délibérat. du chapitre de Rouen*, année 1581. —
Arch. dép. En 1684 la débite. pour trois années, était de 52 sols 6 d.
[2] *Hist. communale de Criquetot-l'Esneval*, p. 15. Ingouville, 1840.
— Archives de la mairie de Criquetot. Manuscrits de l'abbé Lebret.

population de pêcheurs qui ne se doutait guère qu'elle marchait à la lueur du *siècle des lumières*. Pasteur et troupeau en étaient restés au xiiiᵉ siècle, comme les *Saints* de leur église.

Après cela, on suppose facilement l'effet que devaient produire ces images séculaires sur les seuls étrangers que reçût alors cette église. Ces visiteurs, c'étaient les archidiacres du Grand-Caux qui ne manquaient jamais de consigner sur les registres et de recommander au curé d'abattre les vieilles statues et d'en acheter de neuves. En présence de son chef, le vieux pasteur gardait le silence, peut-être même allait-il jusqu'à promettre. Mais après le départ de l'illustre étranger, il retombait dans son apathie habituelle et s'écriait avec un vrai soulagement de cœur : « Ces braves saints, je les ai trouvés là, je les y laisserai. »

Mais, en 1748, vivait un autre curé, jeune prêtre plus hardi et ami des réformes. Il ne se fit pas intimer deux fois l'ordre de l'archidiacre, il obéit à la première sommation ; quelques-uns vont même jusqu'à dire qu'il la devança. Toujours est-il que quand il voulut mettre la main à l'œuvre, il ne trouva personne pour lui aider. Pas un pêcheur d'Étretat ne consentit à prêter son bras pour descendre de leurs autels des saints que leurs pères y avaient placés et que les enfants révéraient comme les compagnons de leur vie. Ce bon peuple de marins tenait à ses images par le fond de ses entrailles, et l'on ne répond pas qu'une émeute n'eût point éclaté dans les équipages, si l'on eût touché à Saint-Sauveur, à Saint-Pierre-de-la-Manche et à Notre-Dame-du-Petit-Val. Le curé, après avoir employé en vain les promesses et les menaces, fit un appel à ses gens d'église ; mais, dans toute la sacristie, il ne trouva pour lui tenir compagnie que son clerc et son vicaire. Avec ce petit nombre de bras ecclésiastiques, il se mit en besogne et ils parvinrent à descendre un bon nombre de statues qu'ils enterrèrent respectueusement dans l'église [1].

Le peuple, qui était resté paisible spectateur de la scène, se retira en recommandant au ciel la défense de sa cause. Chose singulière et que le peuple prit pour une punition, dans l'année même, les trois exécuteurs éprouvèrent chacun un malheur. Le clerc fut écrasé par une voiture de pommes qu'il conduisait au village. Le curé fut frappé d'une cécité complète. Pour guérir cette hideuse ophthalmie, on le conduisait tous les samedis à Saint-Clair, afin d'y prendre un bain de jambes dans le sang de bœuf encore chaud. Enfin le vicaire, qui fut depuis le curé Leleu, ne put jamais dire la messe au maître-autel. Il mourut en 1789, et, pendant trente ans de ministère curial, il ne disait jamais la messe au grand autel qu'il ne fût pris d'un mal qui ne lui permettait pas d'achever.

Les deux transepts ont été transformés en chapelles dans ces derniers temps. Celui du nord est sombre, n'étant éclairé que par une étroite ogive. Celui du midi a une fenêtre à deux meneaux, que je crois refaite au xive siècle. J'ai retrouvé dans les roses quelques débris de verre de couleur ; j'y ai vu aussi des restes d'armoiries, aujourd'hui cachées sous une couche d'ocre jaune.

Enfin, le chœur de l'église, ainsi que le sanctuaire, appartient au style le plus pur du xiiie siècle. La plupart des chapiteaux sont pleins de grâce ; quelques-uns mêmes ont une pureté et une correction presque attiques. Quel malheur que quatre d'entre eux aient été mutilés

[1] Dans les derniers siècles, lorsque de vieilles statues d'église devenaient hors d'usage ou de mode, on avait l'habitude de les enterrer dans les églises. Cela eut lieu à Bracquemont, à Caudebec-en-Caux, à Fauville et bien ailleurs. Voir sur ce sujet les *Églises de l'arrond. d'Yvetot*, t. 1er, p. 264, et le *Bulletin des Comités historiques près le Ministère de l'Inst. publique*, t. iii, p. 173.

autrefois, pour y placer un jubé qui fut détruit vers 1720 [1].
Le sanctuaire est orné, dans tout son pourtour, d'un
beau câble qui a peu d'analogues. Une fenêtre rebouchée
le termine, ainsi que les chapelles ; mais celle du chœur
est en ogive, tandis que les deux autres sont en cintre,
ce qui ferait croire que les sous-ailes tout entières sont
du même âge que la nef.

Du pied de l'autel, quand le prêtre se retourne et que
le portail est ouvert, il peut apercevoir, d'un coup-d'œil,
le village avec ses bateaux et ses chaumières, puis les
aiguilles, les portes baignées par la mer, et les belles
falaises découpées en flèches, en festons, en tourelles et
en contre-forts.

Une des choses les plus curieuses de l'église d'Étretat,
c'est l'escalier des cloches, espèce de vignot placé à
l'angle de la tour, et qui se termine en tourelle pointue
du plus bel effet.

Il nous reste maintenant à vous faire l'histoire de cette
église. Elle est pleine de légendes et de traditions mysté-
rieuses. Tous les habitants d'Étretat les connaissent, et ce
n'est pas un des moindres charmes de leur vieux temple.

---

[1] « Nous, prestre, docteur en théologie de la faculté de Paris, chanoine de l'église métropolitaine de Rouen et archidiacre du Grand-
Caux, continuant le cours de notre visite, nous sommes, cejourd'hui,
transportés à l'église paroissiale d'Étretat, où après avoir adoré le
Saint-Sacrement, donné la bénédiction au peuple, visité le tabernacle
et les fonts baptismaux, et interrogé les enfants sur le catéchisme,
nous avons approuvé les comptes, etc., et avons ordonné qu'à la
diligence du sieur curé, il sera incessamment fait une assemblée
des anciens trésoriers et principaux habitants pour délibérer à *l'état
de commun*, sur les moyens de réparer les vitres de la lanterne du
clocher, et de faire la démolition du jubé comme étant très-inutile
et fort incommode et en assez mauvais état.... Nous avons, en outre,
ordonné que les tableaux de la chapelle de Saint-Joseph et de la
chapelle de Saint-Adrien, seront mis dans un état décent. Donné à
Étretat, le 22 octobre 1719. Signé : Robin des Bouillons. »

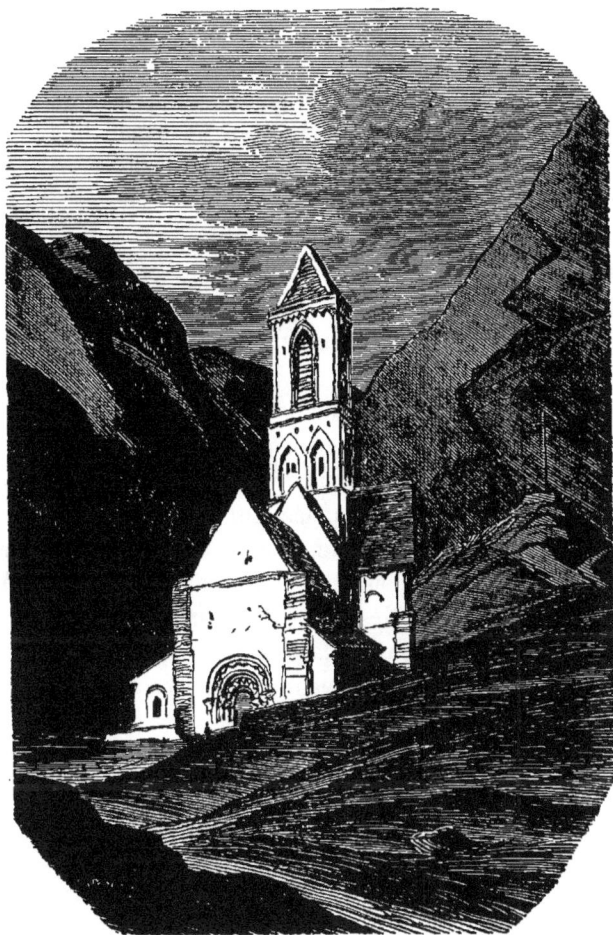

ÉGLISE D'ÉTRETAT.

Si vous demandez au marin par qui fut bâtie son église,
il vous conduira sur la plage, puis il vous montrera un
rocher appelé la Fontaine d'Olive, qui ne découvre que
dans les grandes marées et que le peuple vient contempler
chaque fois avec une religieuse curiosité ; puis, il vous
dira : « Autrefois, une sainte femme fort riche, nommée
Olive, venait souvent se baigner ou laver son linge à la
fontaine qui est au pied de ce rocher. Un jour qu'elle y
était, les Sarrasins [1] débarquèrent sur le rivage et voulurent s'emparer d'elle. Elle s'enfuit alors d'une course
précipitée et fit vœu, si elle échappait de leurs mains,
de bâtir une église dans sa terre des *Verguies*. Sauvée
par miracle, elle fut fidèle à sa promesse et fit construire
l'église que vous voyez. »

Si vous vous étonnez que cette église soit si éloignée
du village, et placée dans un vallon sauvage et désert,
comme le Petit-Val, il vous dira : « Écoutez : Ce ne fut
pas l'intention de la fondatrice. Lorsque sainte Olive voulut acquitter son vœu, elle fit commencer l'église dans
les *Verguies,* au milieu de la paroisse ; mais ce que l'on
construisait le jour, le Diable le transportait la nuit au
pied de la côte de Saint-Clair où elle se trouve aujour-
d'hui, et cela, ajoute la légende, afin d'escamoter quelques messes aux matelots d'Étretat. »

Enfin, le peuple sait tout par rapport à son église. Il
sait de quelle pierre elle a été bâtie. En vous montrant la

[1] On appelait Sarrasins, au moyen-âge, les Normands encore païens.
A Graville, on voit une motte où les Français traitèrent avec les
hommes du Nord ; elle porte le nom de *Butte aux Sarrasins*. — A
Grainville-la-Teinturière, qui fut peut-être l'antique *Gravinum*, une
tradition populaire prétend que la *Cité* fut brûlée *par les Sarrasins*.
Les Églises de l'arrond. d'Yvetot, t. 1er, p. 152. — A Sermaise (Marne)
il y a une fontaine minérale, vulgairement connue sous le nom de
Fontaine des Sarrasins, des païens probablement. — *Études archéol.
sur les Eaux thermales et minérales de France*, par M. Greppo, p. 273.

porte d'Amont et sa longue muraille, il vous racontera que
la base en est soutenue par le *banc à cuves,* où l'on a pris
toutes les pierres de l'église et toutes les dalles du village.
Il sait même le nom de l'architecte, car il soutient qu'il
s'appelait Michel Gosse, et qu'on a vu ce nom gravé sur
une pierre.

Mais ici nous arrêtons nos guides, car nous-même
avons aussi recherché l'architecte qui a pu bâtir cette
église, et dans des chartes probablement données à Étretat, en faveur de l'abbaye du Vallasse, nous trouvons,
parmi les témoins, un *machon* et deux latomiers ou tail-
leurs de pierre, que nous soupçonnons avoir été employés
à la construction de l'église. Ces hommes sont : Richard,
le machon ; Garnier, de Fécamp, tailleur de pierre, et
Anquetil, de Petit-Ville, aussi tailleur de pierre (1218-38) [1].

Nous avons d'autant plus de raison de croire que l'abbaye de Fécamp a contribué à l'érection de notre église,
que, de toute antiquité, elle appartenait à ce grand monastère. Fondée, comme celles des Loges, de Villainville,
de Beaurepaire et de Sainte-Marie-au-Bosc, dans cette
immense forêt de Fécamp qui couvrait tout le pays, elle
dut être donnée par saint Waninge, le comte de Caux, à
la pieuse maison qu'il avait bâtie près de son château.
Plus tard, les ducs de Normandie confirmèrent la possession de cette propriété franco-romaine.

Si l'époque précise de la donation de notre église nous
est inconnue, le temps de sa confirmation nous est claire-
ment révélé ; la charte même en est parvenue jusqu'à
nous. Elle est du xiie siècle et fut délivrée par Hugues
d'Amiens ou Rotrou de Warwich, à Henri de Sully, abbé
de Fécamp. Nous la donnons ici en entier extraite du
Cartulaire de l'abbaye.

[1] *Garnero de Fiscanno, latomo. — Anquetillo de Petitvillá, latomo.
— Richardo le machon, testibus.* — Chartes du Vallasse. — Arch. dép.

N., Dei gratiâ, Rothomagensis Archiepiscopus, justiciariis regis in Normanniâ salutem, gratiam et benedictionem : notum sit vobis dominum nostrum regem præcepisse ut abbas Fiscannensis, investiretur liberè et quietè tenere ecclesiam de Estrutart et decimas suas de forestâ Fiscannensi, hoc ab ipso suscepimus præceptum et ipsum ità præcepisse notificamus.

N., Dei gratiâ, Rothomagensis Archiepiscopus universis sanctæ Ecclesiæ filiis tàm præsentibus quàm futuris in perpetuum. Officii nostri est jus unicuique conservare et collata ecclesiis beneficia volumus augmentare. Qui quùm recognitum est in præsentiâ nostrâ ecclesiam de Estrutart, tibi Henrico, abbati Fiscannensi et ecclesiæ tuæ debere ab antiquo pertinere : eam tibi tuisque successoribus in perpetuam habendam concedimus, salvo in omnibus jure pontificali et parochiali ; ità tamen quod nobis nostrisque successoribus tàm tu quàm successores tui quasi personæ ecclesiæ respondebitis ne quod tu in posterum aliquâ inquietatione tu vel ecclesia tua valeatis gravari ipsam tibi cum eleemosynis et decimis ad illam pertinentibus præsentis scripti attestatione confirmamus et sigilli nostri attestatione corroboramus. Huic autem confirmationi et concessioni præsentes affuerunt : Galterus, Decanus et Archidiaconus ; Osmondus, Archidiaconus in cujus Archidiaconatu ecclesia prædicta esse dignoscitur et multi alii [1].

Ce fut très-heureux pour l'abbaye de posséder ce titre écrit et authentique; car elle ne tarda pas à trouver l'occasion de s'en servir.

Au siècle suivant le prêtre Simon avait obtenu la cure d'Étretat *(Ecclesiam de Estrutart)* et il prétendait la tenir du droit de son frère Raoul Dumoustier, chevalier, seigneur du lieu. L'abbaye protestait contre cette usurpation. L'affaire fut portée aux assises du Roi, tenues à Longueville. Le bailli ayant entendu la cause et s'étant fait présenter la charte délivrée à l'abbé Henri de Sully, décida en faveur du monastère, et débouta Simon et ses adhérents [2]. Cependant, vu la grande misère de ce

---

[1] *Cartulaire de Fécamp* du XIIIe siècle, p. 25, à la bibliothèque publique de Rouen. — D'après les signatures du doyen Vaultier et de l'archidiacre Osmond, cette charte doit être de 1151 à 1155. Dom Pommeraye, *Histoire de l'église cathédrale de Rouen*, p. 303.

[2] *Cartulaire de Fécamp*, p. 40.

pauvre prêtre, les moines s'obligèrent à lui faire 15 livres de rente sur les moulins de Vittefleur [1].

Dans de nouvelles assises tenues à Caudebec, peu de temps après, Raoul Dumoustier parut devant Robert Crespin, bailli de Caux, devant tous les chevaliers et les vavasseurs de la contrée, fit amende honorable, prononça son désistement pour lui et ses successeurs, et le signa en présence d'une foule de gentilshommes, parmi lesquels on remarquait : l'abbé de Saint-Wandrille, Guillaume de Mortemer, Henri d'Estoutteville, Raoul de Canouville, Jehan Mauconduit, Guillaume d'Esteland, Pierre de Criquebeuf et Guillaume de Gerponville [2].

Après cette affaire, le patronage de l'église d'Étretat resta long-temps tranquille entre les mains de l'abbé de Fécamp. Tous les pouillés constatent cette possession ; ceux de Rigaud et de Raoul Roussel, et ceux de 1648, de 1704 et de 1738. Cependant Duplessis, dans sa *Description de la Haute-Normandie,* prétend qu'en 1655 le prévôt d'Étretat présenta à la cure. Mais cette prétention ne paraît pas avoir eu de suite.

Enfin, on nous demandera peut-être pourquoi cette église est si grande, et pourquoi elle est située dans un vallon solitaire, fort loin des maisons du village.

Cette église, en effet, est vaste comme une abbaye, et la tradition du village veut qu'elle ait possédé des moines. Les Bénédictins de Fécamp durent la desservir avant que les conciles les contraignissent de rentrer dans leur cloître. C'était comme un prieuré de leur grand monastère, établi au centre d'une région forestière, qu'ils défrichaient de leurs propres mains [3].

Toutefois, il faut faire attention que cette église est

[1] *Histoire de la ville et de l'abbaye de Fécamp,* par M. Fallue, p. 195.
[2] *Cartulaire de Fécamp,* p. 40.
[3] *Cartulaire* du XIIIe siècle.

dédiée à la vierge Marie, et toutes les *Notre-Dames* exci-
taient la ferveur et le zèle des prêtres et des fidèles du
xiie siècle [1]. Or, nous considérons la plus grande partie
de l'église d'Etretat comme un fruit de la croisade monumentale de 1145, et, dans ce cas, toutes les populations maritimes ont dû être convoquées pour voiturer
des pierres à *Notre-Dame-de-la-Manche.*

La population d'Étretat, au temps de saint Louis,
n'était pas considérable. Le *pouillé* d'Eudes Rigaud, rédigé de 1250 à 1275, par conséquent le plus ancien monument statistique du moyen-âge, lui donne 180 paroissiens, soit 1,000 à 1,200 habitants. Le *Nouveau pouillé
du diocèse,* imprimé en 1738, d'après les documents de
l'archevêché, compte à Étretat 78 feux, ce qui représente
à peine 400 âmes. C'était là la population que les vieillards y ont connue en 1780. Depuis la Révolution, le
chiffre des habitants a constamment augmenté : l'*Annuaire de la Seine-Inférieure,* pour 1806, lui donne 161
feux et 860 habitants; celui de 1812, 207 feux et 1,066
habitants; celui de 1823, 343 feux et 1,424 habitants.
D'après le recensement de 1856, c'est une commune de
1,560 âmes, dont l'église, toute belle qu'elle est, n'a
que le titre modeste de succursale [2]. Toutefois, par décret du 27 mars 1855, un vicariat a été créé à Étretat
pour les besoins religieux de cette importante paroisse.

Tout porte à croire qu'un déplacement considérable a
eu lieu dans les habitations d'Étretat. Les ruines dont
sont couvertes les différentes collines environnantes

[1] Lettre de Hugues d'Amiens, dans le *Concilia Rothomagensia,* de
Pommeraye. — *Croisade monumentale en Normandie,* au xiie siècle.
— *Les Églises de l'arrondissement du Havre,* t. ii, p. 27.
[2] Comme paroisse, Étretat fait partie du doyenné de Criquetot-
l'Esneval, de l'archidiaconé du Havre et de l'archidiocèse de Rouen ;
comme commune, il est rangé dans le canton de Criquetot, dans l'arrondissement du Havre et dans le département de la Seine-Inférieure.

font présumer qu'autrefois les chaumières des pêcheurs se groupaient sur le flanc des coteaux. Le fond du vallon, occupé par la rivière, exposé aux irruptions de la mer et aux inondations de la terre, devait être à peu près inhabitable dans les temps anciens. Ce fut pour mettre l'église à l'abri du ravage des eaux qu'on l'aura placée dans le Petit-Val où elle demeure isolée aujourd'hui, mais où jadis elle fut entourée de maisons dont la charrue remue les puits, les aqueducs, les pavages et les fondations.

IX.

LE MOYEN-AGE. — LA SEIGNEURIE. — LA PRÉVÔTÉ. — LA CAPITAINERIE. — M. DE GRANVAL.

Une portion du sol d'Étretat fut chose très-recherchée au moyen-âge par les abbayes. Plusieurs d'entre elles y possédèrent des tènements, des masures, des hôtes ou des revenus. De fort bonne heure Saint-Wandrille avait obtenu une part sur cette terre privilégiée de la pêche et de la marine. Il est probable que la donation remontait à la première race de nos rois, car elle est mentionnée dans la charte de restitution des biens de ce monastère, délivrée en 1024, par Richard II. Outre la terre et les hôtes, le duc confirme aux moines une franche nef pour toutes sortes de pêches et par tous les ports de la Normandie [1].

Montivilliers dut avoir dès sa fondation des revenus à Étretat. Les vicomtes du lieu, les comtes de Caux, s'ils existaient encore, ou les ducs de Normandie auront disposé en sa faveur du dixième des revenus de la ferme ou de la prévôté. Une bulle du pape Innocent, délivrée en 1203, nous révèle cette particularité [2].

Au XIIᵉ siècle, Richard-Cœur-de-Lion confirmait à

[1] In Estrutat terram et hospites et unam navem liberam et quietam ad omnem piscationem per omnes portus Normanniæ. *Neust. pia*, p. 166.

[2] Decimam verò nummorum de Benovillâ et Estrutat. — Copie du XVIIIᵉ siècle dans l'*Antimoine* du curé de Rouelles, en 1710.

l'abbaye du Vallasse trois masures à Étretat, données par Guillaume Martel, le prêtre Simon et Robert de Bénouville [1]. En 1218 Raoul d'Ymonville donnait au même monastère une masure à Etretat, donation qui fut ratifiée par Guillaume Martel, fils de Jean Martel d'Annouville [2]. Ce même Guillaume Martel donna encore une autre masure [3]. C'est peut-être cette dernière maison qu'en 1238, Raoul Vaspail de Herlande reconnaissait et avouait tenir des moines du Vallasse [4].

Cette même année Pierre de Recuchon, chevalier, ajouta trente sols de rente à Étretat et, en 1272, Roger Davy léguait une masure sise dans la rue de Mer, proche le rivage : « In vico Maris aboutantem ad littus maris [5]. » Voilà donc notre *rue de Mer* existant dès le xiiie siècle, dans les contrats comme dans la tradition. Elle est toujours la principale rue d'Étretat. J'ai souvent entendu dire qu'à l'extrémité de cette rue se trouvait la *porte de la mer* par laquelle on communiquait au rivage lorsqu'une muraille en barrait l'entrée. Il est à remarquer que la principale rue de Fécamp, celle qui conduit de l'église au port est aussi appelée la *rue de Mer,* depuis six cents ans [6]. J'ai quelques raisons de croire qu'il en était de même à Veules.

Mais l'abbaye qui possédait le plus de terres et de droits à Étretat, c'était celle de Fécamp qui se considérait comme dame baronne et suzeraine de ce pays. Nous ne savons au juste à quelle époque commença cette souveraineté,

[1] Ex dono Willelmi Martel et Simonis, sacerdotis et Roberti de Bernovillâ tres mansuras apud Estrutât. *Neustria pia,* p. 855.
[2] Cartulaire du Vallasse, copie du xviiie siècle, aux arch. départ.
[3] Id., ibid.
[4] Id., ibid.
[5] Id., ibid.
[6] *Vicus de Mari. — Vico de Mari,* dans des chartes de 1210, par Robert de Colletot et Robert Gernet.

mais tout fait présumer qu'elle remontait aux temps mérovingiens ou aux premiers âges normands. L'église, la chapelle de Saint-Valery, l'enclos presbytéral et la seigneurie d'Etretat étaient de toute antiquité le domaine de l'abbaye de Fécamp. Je suis convaincu que la donation remonte au viie siècle, et Clotaire III aura donné à la Trinité de Fécamp la *villa* et le balnéaire d'Étretat comme Dagobert, son père, avait donné à Saint-Pierre de Wissembourg des bains chauds, construits sur le Rhin par Antonin et Adrien [1]. C'est ainsi que le château de Lillebonne avait été livré aux moines de Saint-Vandrille et que Caracotinum fut légué plus tard à Montivilliers [2].

Le patronage de Fécamp sur la cure d'Étretat se prouve par plusieurs titres anciens, comme nous l'avons déjà vu. Mais la seigneurie n'apparaît guère qu'au xvie siècle. Au dépôt des archives départementales, on trouve à la section de Fécamp une liasse qui contient l'état des « *pleds seigneuriaux, des gages-plèges et recettes de la seigneurie d'Estretal, dépendant de la baronnie et haute-justice de Fécamp tenues au dit lieu d'Estretal.* » Ces plaids qui avaient ordinairement lieu au mois de juillet de chaque année, dans l'enclos presbytéral d'Étretat, étaient présidés par *l'homme de l'abbaye.* Quelques-unes des pièces conservées remontent jusqu'à 1500, mais les plus nombreuses sont du xviie et du xviiie siècle. De 1684 à 1750, la série est presque complète. Une pièce, délivrée le 5 août 1627, déclare que « Messire Henry de Lorraine, abbé commendataire de l'abbaye de Fescamp, est chef, seigneur et patron de la paroisse d'Estretat, ayant droit de basse, moyenne et haute-justice sur les hommes et vassaux de la dite paroisse, comme dépendant de la baronnie et haute-justice de Fescamp. »

[1] Dom Bouquet, *Rerum gallic. et francic. scriptores*, t. IV, p. 654.
[2] *Neustria pia*, p. 129. — *Gall. christ.*, t. XI, p. 326.

Outre le patronage, la haute-justice ou la seigneurie, il y avait encore à Étretat une prévosté, autre dignité féodale dont la juridiction s'exerçait, au nom du roi, sur les terres d'Étretat et de Bénouville. Il nous faut ici reprendre les choses de plus haut.

Très-anciennement la terre d'Étretat était intimement liée avec celle de Bénouville, sa voisine, et du plus loin qu'elles apparaissent dans l'histoire nous les trouvons unies ensemble. Tantôt elles forment une prévôté dont on perçoit les revenus au nom des rois de France ou d'Angleterre. Tantôt on les voit figurer comme une ferme que nos ducs-rois donnent, confisquent ou fieffent à leur gré à de grands seigneurs.

Les *Grands rôles de l'Échiquier de Normandie, sous les rois anglais,* publiés à Londres et à Caen, nous apprennent qu'en 1180, Ida, comtesse de Boulogne, qui touchait des rentes à Fécamp, à Harfleur et à Montivilliers, percevait aussi 160 livres de revenu à Étretat et à Bénouville [1]. « Tout porte à croire, dit à ce sujet M. Léopold Delisle, que ces rentes faisaient partie de l'équivalent du comté de Mortain, que Henri II avait promis à Mathieu, comte de Boulogne, d'après le récit de Robert du Mont [2]. Sous le roi Jean, continue le même savant, Harfleur et Étretat appartenaient encore au comte de Boulogne. Le 14 juin 1202, ce prince étant à Orival manda à Guillaume Lemareschal, comte de Pembroke, d'asseoir 300 livrées de terre à Geoffroy du Bois, à Harfleur et à Étretat, pourvu que Hugues de Gournai ne s'en fût pas emparé. Si ces terres ne pouvaient suffire à cette assiette, il devait sup-

[1] Comitissa... habet 160 lib. de Strutat et Bernovillâ. — *Rotuli scacc. Norm.,* édit. de Londres, t. I, p. 90. — *Mém. de la Soc. des Antiq. de Nor.,* t. XV, p. 28, édit. Léchaudé d'Anisy. — *Cartulaire Normand,* ibid., t. XVI, p. 161, édit. Léopold Delisle.

[2] *Chronica Normanniæ,* à l'an 1167, dans Duchesne, *Hist. norm. script.,* p. 1,003.

pléer au déficit à même les terres du comte de Boulogne[1]. »
Le 10 mai suivant le même monarque étant à son château
de Bonneville, ordonna à Guillaume de Mortemer de
faire livrer, à Guillaume Painet, Étretat, propriété de
Hugues de Gournai, qui s'était retiré de son service[2].

« Ce Guillaume Painet ou Panet, était un neveu et héritier de Pierre de Préaux, l'un des plus célèbres seigneurs
de la cour de Richard-Cœur-de-Lion et de Jean-sans-
Terre[3]. »

Philippe-Auguste paraît lui avoir confirmé la possession
d'Étretat, car dans un acte du mois de juin 1204, il est
dit que le roi donne à Guillaume Panet 100 livres de revenu à Étretat, jusqu'à son mariage, et qu'à cette époque
la rente devait faire retour au domaine royal[4].

Combien de temps Guillaume Panet conserva-t-il Étretat? Nous ne le savons pas ; ce qui paraît certain, c'est
qu'après son mariage le roi ne s'en empara pas tout de
suite ou s'en dessaisit peu de temps après, car, en 1268
et en 1281 nous trouvons constatée par une charte royale
la propriété des comtes de Gueldres sur Étretat, Harfleur, Fécamp et Montivilliers.

[1] Rex Willelmo Marescallo : mandamus vobis quod si Hugo de
Gornaco non saisierit in manum suam Hareflu et Strutard, etc. —
Rotuli Normanniæ, édit. de Léchaudé d'Anisy, dans les *Mém. de la
Soc. des Antiq. de Norm.*, t. xv, p. 107.— Edit. Duffus Hardy, p. 50.
— *Cartulaire normand*, par M. L. Delisle, dans les *Mém. de la Soc.
des Antiq. de Nor.*, t. xvi, p. 162.

[2] Rex etc. Willelmo de Mortuomari salutem : mandamus vobis
quod faciatis habere Willelmo Painet Estrutart que fuit Hugonis de
Gornaco adeò integrè sicut, idem Hugo illam habuit quandò recessit
à servicio nostro. Teste me ipso apud Bonamvillam. — *Rol. norman.
in turri Londin. asservati*, dans les *Mém. de la Soc. des Antiq. de
Nor.*, t. xv, p. 122.

[3] *Cartulaire normand* dans les *Mém. de la Soc. des Antiq. de Nor.*,
t. xvi, p. 20.

[4] Id., ibid. — Guillelmo Panet dedit (Rex), C. libras apud Estrutart,

Voici de quelle [1] manière l'érudition de M. Delisle élucide cette question si profondément obscure pour nous : « Nous avons déjà vu, dit-il, qu'au temps de Henri II c'était la maison des comtes de Boulogne qui possédait les droits d'Étretat, de Harfleur [2], de Montivilliers et de Fécamp. Or, en 1236, Jeanne, héritière de Mathilde de Boulogne, par son mariage avec Gaucher, neveu de Hugues de Chatillon, fit passer à la maison de Chatillon les droits que celle de Boulogne possédait dans le pays de Caux. Maintenant, comme plus tard, nous trouvons ces mêmes biens dans la maison de Gueldres, il est bien permis de penser qu'ils y sont entrés par le mariage de Philippote de Chatillon avec Renaud, comte de Gueldres, dont parle l'historien Duchesne [3]. »

A partir du mois d'août 1281, cette propriété des ducs de Normandie, des comtes de Boulogne et de Gueldres, fit un entier retour à la couronne de France. Une charte de Philippe-le-Hardi, délivrée à Asnières, rachète à son profit tout ce que Renaud, comte de Gueldres, possédait au bailliage de Caux, et notamment Harfleur, Montivilliers, Fécamp et Étretat [4]. Il est vraisemblable que de ce mo-

usque ad maritagium et tunc redibit ad regem. *Catalogue des actes de Philippe-Auguste,* p. 190, par Léopold Delisle. Paris, 1856.

[1] Id., p. 247.

[2] Nous devons faire ici une remarque sur cette union de Harfleur et d'Étretat, qui nous apparaît dès le règne de Henri II, de Jean-sans-Terre et de Philippe-le-Hardi, pour se continuer jusqu'à celui de François Ier et au-delà, car dans les archives de l'église un acte est passé devant un tabellion qui exerçait en la *prévosté de Harfleur et d'Estretat.*

[3] Duchesne, *Hist. de Chastillon,* p. 101, 112, 160 et 161. — *Cartulaire normand,* dans les *Mém. de la Soc. des Antiq. de Nor.,* t. XVI, p. 247.

[4] Id., ibid. — Philippus Dei gratiâ etc. notum facimus quod nos Reginaldo comiti Gueldrensi... in excambium... horum quæ habebat apud Estrutat...

ment la prévôté d'Étretat aura constamment appartenu
au roi de France. C'est de là sans doute qu'elle prit le
titre de *prévôté royale* qu'elle a conservé jusqu'à la
Révolution.

Au xv⁰ siècle cette prévôté royale relevait de la vicomté
de Montivilliers et de la sergenterie de Goderville. Étretat
était alors le siége d'un des sept tabellionages de la même
vicomté, et, en 1481, Jean Hacquet, tabellion d'Étretat,
payait vingt-cinq sols de rente au vicomte de Montivilliers
« pour la ferme de son tabellionage. » La même année
Guillaume Lambard, prévôt d'Étretat, payait un droit de
quarante livres à la vicomté de Montivilliers [1].

En 1519, Robinet Regnard était prévôt d'Étretat, *pour
le roy* François I⁰ʳ, comme il appert par les archives de
l'abbaye du Vallasse [2]. Et en 1698, dans un procès intenté
au duc d'Elbeuf, par Claude de Boutron ou de Boutren,
escuyer, et sieur de Corneville, à l'occasion de la cure de
Mélamare, ce dernier produisit la « copie d'une pièce en
forme de placard, concernant la vente des sieuries et
prévostés d'Estretat, du Parc-d'Anxtot et de Mélamare [3]. »

Ce que nous savons des derniers moments de cette
prévôté royale, c'est que dans le cours du xviii⁰ siècle et
jusqu'en 1789 elle était devenue l'apanage des Lenourry,
seigneurs de Bénouville, qui en furent les derniers titu-
laires. Les archives de l'église nous ont conservé les
vestiges suprêmes de cette puissance anéantie.

Au xii⁰ siècle cette prévosté ou ferme d'Étretat était
fieffée à de grands seigneurs qui, de temps à autre ou à

[1] *Le compte de la vicomté de Moustier-Villiers* pour 1481, manusc.
chez M. le docteur Robin, à Goderville.

[2] *Cartulaire du Vallasse,* nᵒ 44, copie du xvi⁰ siècle, aux arch. de
la Seine-Inférieure.

[3] *Antimoine contre l'abbaye de Montivilliers,* p. 311, manusc. d'un
curé de Rouelles, nommé Dumont, en 1710, au presbytère de Rouelles.

des termes fixes, en versaient le prix au trésor royal. Le *Grand rôle de l'échiquier de Normandie* de l'année 1195, sous le règne du duc-roi Richard IV, mentionne onze livres quatre sols, reçus de Robert de Bénouville, pour l'arriéré de la ferme d'Étretat [1], et quelques mois après le même registre inscrit quatorze livres versées au trésor par l'héritier de Jean de la Mare, sur la dîme d'Étretat [2]. En 1198 le même héritier de Jean de la Mare verse encore sept livres à compte sur la dîme d'Étretat dont il règlera le total aux assises du pays d'Auge [3]. Enfin quelques mois après, les rôles de l'échiquier portent encore quarante livres reçues de l'héritier de Guillaume, comte d'Arundel et de Sussex, pour la ferme d'Étretat [4]. Il est probable qu'il en fut ainsi jusqu'à la fin.

Cependant voici pour la même époque un mystère bien inexplicable, quoiqu'il soit appuyé sur des pièces historiques. M. Léopold Delisle, dont l'érudition est connue de l'Europe savante, a bien voulu copier pour nous la note suivante dans un manuscrit de la Bibliothèque-Impériale, intitulé *Rôle des parties non recevables du domaine du Roy en la Vicomté de Montivilliers pour le terme de la Saint-Michel 1444 :* « de la prevosté d'Estretat, néant ; pour ce qui n'est venu aucune personne qui l'ait mise à pris et aussy qui ne demeure personne au dit lieu. » Comment expliquer un texte si étrange ? Y avait-il donc eu à Étretat quelque catastrophe épouvantable ou bien la terrible invasion anglaise, si fatale au pays de Caux,

---

[1] De Roberto de Burnovillâ, 11 lib. 4 solid., de remissione veteris firme de Estrutart. *Magni rotuli scacc. Norm., sub regib. Angliæ*, dans les *Mém. de la Soc. des Antiq. de Norm.*, t. XV, p. 48.

[2] Heres Joannis de Marâ, 14 lib., de decimâ de Estrutart, ibid., p. 50.

[3] Heres Joannis de Marâ, 7 lib. de decimâ de Estrutart de quibus reddit compotum in Algiâ., ibid., t. XVI, p. 56.

[4] Heres comitis Willelmi... 40 lib. de firmâ de Estrutart et de Bernouville, ibid., p. 68.

avait-elle détruit ce village de fond en comble? C'est ce
que nous ne saurions dire, faute de renseignements.

Le temps, sans toucher à la seigneurie terrienne de
Fécamp, ni à la prévôté fiscale des seigneurs de Bénouville, créa encore à Étretat une troisième puissance, la
puissance militaire instituée pour la défense des côtes.
Anciennement confiée à l'épée des sires de Fréfossé, cette
plage fut détachée de leur manoir et prise par le roi lui-
même sous sa protection. Lors de la création du gouvernement particulier du Havre, par le roi Louis XIV, en
1665, Étretat devint une des capitaineries de cette province exceptionnelle. Il est probable qu'elle figura pour
la première fois dans la grande revue des 12,000 hommes
du gouvernement du Havre, qui fut passée en 1674, au
camp de l'Épine de Froidure, dans la plaine de Fon-
gueusemare. En 1720, François Lenourry, seigneur de
Serville, chevalier de l'ordre militaire de Saint-Louis
était capitaine-général de la côte d'Estretat [1]. Le 19 septembre 1749, lorsque Louis XV, visitant la Normandie,
arriva au Havre-de-Grâce, la capitainerie d'Estretat
envoya ses gardes-costes et ses dragons à M. le duc de
Saint-Aignan, qui eut soin de les échelonner sur la route
du roi [2].

La dernière puissance militaire dont on ait gardé le
souvenir à Étretat est celle de M. de Grandval, à qui nous
accorderons ici une mention honorable.

Jacques-Nicolas-Joseph Adam de Grandval, né à Étretat, vers 1740, s'enrôla comme volontaire à l'âge de dix-
huit ans, pendant la fameuse guerre de sept ans, qui
dura de 1756 à 1763. A force de travaux il était devenu,
le 26 mars 1785, capitaine commandant la compagnie

[1] *Les Églises de l'arrondissement d'Yvetot*, t. I, p. 292.
[2] *Relation de l'arrivée du Roi au Havre-de-Grâce, le 19 septembre
1749*; in-folio.

des grenadiers du régiment d'infanterie du Berry, conduit par le prince de Berghes. Revenu en congé dans sa famille après la guerre d'Amérique, il construisit, en 1786, le château actuel d'Étretat, qui resta son habitation jusqu'à sa mort. En rentrant dans ses foyers, il avait rapporté la croix du Mérite militaire de Saint-Louis. En l'an XIII il était président du canton de Criquetot. Le 21 nivôse de la même année l'empereur Napoléon le nomma *Adjudant de côte* de la Direction d'artillerie du Havre. Son autorité s'étendait sur toutes les côtes maritimes, depuis la Seine jusqu'à la Somme. Il est mort à Étretat, en 1811, dans l'exercice de ses fonctions, après avoir servi cinquante-trois ans. Il a laissé parmi nous la réputation d'un vrai soldat français.

X.

LE CANAL ET LES INONDATIONS.

Étretat compte deux mortels ennemis : la mer avec ses invasions, la terre avec ses inondations pluviales ; ce sont deux puissances conjurées contre une existence frêle et chétive ; aussi, semblable au roseau, ce village résiste par sa faiblesse. Cependant, maintes fois, ces deux fléaux ont exercé contre lui leur action redoutable et terrible. La mémoire des hommes en a gardé le souvenir, l'histoire et les monuments en attestent les ravages : faisons-nous un moment l'écho de ces plaintes séculaires.

Un vague et frémissant retentissement des temps passés raconte qu'Étretat a été autrefois submergé et anéanti par la mer en courroux. On dit que, rompant ses digues, elle s'est ruée comme une lionne sur des chaumières sans défense et qu'elle a rempli de stériles galets le lit de la rivière, les jardins des pêcheurs et les champs du labourage. En fouillant dans les *Bouleverds,* on retrouve encore ces masses de cailloux roulés par la fureur des flots. On dit que c'est en souvenir de cette antique submersion que l'on conserve le touchant usage d'aller chaque année bénir solennellement la mer le jour de l'Ascension. Ce jour-là le prêtre, armé de la croix, vient répéter à l'Océan cette parole que Dieu lui dit au commencement du monde : Tu viendras jusqu'ici et tu n'iras pas plus loin. *Hùc usquè venies et non procedes ampliùs* [1].

Depuis long-temps, l'Océan est docile. Ce n'est plus de ce côté que vient le danger, il descend des vallons qui nous environnent, et ici nous avons, pour le prouver, malheureusement plus que des traditions. Ne parlons que de ce siècle, et rappelons combien fut triste, combien est resté de douloureuse mémoire, dans le cœur des habitants, le jour de la Pentecôte de l'année 1806. Ce jour-là, une trombe d'eau sortie de la mer est venue s'abattre à *Vévigne,* au fond du Petit-Val, et y a laissé d'énormes trouées que l'on voit encore. C'était sur les trois heures d'après-midi, au moment où l'on sonnait les vêpres qu'on ne put dire. Une heure après, le village était enseveli sous les eaux d'un nouveau déluge [2].

[1] Tout le monde connaît les célèbres épousailles de la mer que faisait chaque année le doge de Venise en lui jetant solennellement son anneau. Mais ce que l'on sait beaucoup moins, c'est que dès le IVe siècle, saint Jean-Chrysostôme, patriarche de Constantinople, bénissait le Pont-Euxin avec les reliques du saint martyr Phocas. C'est lui-même qui nous l'apprend dans une de ses homélies : « Vidisti eum per forum ductum, cerne jam ipsum per mare navigantem ut elementum utrumque ejus benedictione repleatur. » A Paris le clergé bénissait autrefois la Seine par une des fenêtres d'une des maisons du *Pont-au-Change. (Mercure de France.* de mars 1744, p. 471.) J'ai entendu dire que dans les villes de Fécamp et de Saint-Valery-en-Caux on bénissait aussi la mer, mais avec moins de solennité qu'à Étretat.

[2] Le même jour et à la même heure (25 mai, à trois heures du soir), pareil orage éclatait à Paris et à Rouen, où ce « souvenir sémi-séculaire » n'est pas encore éteint d'après le *Journal de Rouen* du 14 mai 1856.

Pareil malheur est arrivé
La nuit du six de février,

dit une naïve complainte qui fut chantée dans les campagnes par les troubadours de ce temps-là. Mais laissons, sur ce dernier événement, parler le *Moniteur universel,* du 17 février 1807.

« On écrit d'Étretat, petit port du département de la
» Seine-Inférieure, que les eaux viennent d'y causer des
» ravages terribles. Depuis le mois de mai dernier, une
» inondation qui eut lieu alors avait laissé cette commune,
» pour ainsi dire, aux prises contre l'envahissement des
» eaux. Les pluies ayant augmenté au commencement
» de février, les alarmes se sont renouvelées, et chaque
» habitant se tenait en garde contre tout événement. La
» plupart des maisons avaient un ou deux pieds d'eau,
» et l'inquiétude était extrême. Enfin, le 6, vers cinq
» heures du soir, la pluie tomba avec tant d'abondance,
» que l'inondation devint complète. Bientôt les eaux
» s'élevèrent jusqu'aux greniers, et il fallut que toute la
» population cherchât son salut dans les embarcations.
» Les maisons ont beaucoup souffert, et les murailles ont
» cédé à l'effort des eaux. Heureusement, personne n'a
» péri ; les malheureux inondés sont maintenant occu-
» pés à repêcher, au fond des eaux, avec des crocs, tout
» ce qu'on peut saisir et enlever. C'est un spectacle vrai-
» ment désolant. »

L'ingénieur Leboullenger qui a visité Étretat le 26 mai 1807, juste un an après la *Ravine de la Pentecôte,* dit que le remblai amené par les eaux avait partout de quatre-vingts centimètres à un mètre d'épaisseur [1]. Aussi toutes les maisons d'alors nous paraissent ensevelies comme des tannières.

Tant de désastres, tant de malheurs, si souvent répé-

[1] *Voyage dans le département de la Seine-Inférieure,* p. 40.

tés, engagèrent le gouvernement de la Restauration à chercher un remède puissant et efficace. Vers 1820, M. Frissard, alors ingénieur du port de Fécamp et décédé Inspecteur-Général des ponts-et-chaussés en 1854, fut chargé de faire le plan d'un canal éclusé qui coûta 30,000 francs.

Cette somme, de beaucoup supérieure aux ressources du village, fut fournie par le gouvernement et par le département. En 1826, M de Vanssay, préfet de la Seine-Inférieure, visita ce travail que l'opinion publique, d'accord avec le Génie des ponts-et-chaussées, appelait le *Salut d'Étretat, « Salus Etretatis. »* En effet, ce canal sauva le village des inondations produites par les dégels de 1823 et de 1825 ; mais, en 1842, est survenu un désastre tellement épouvantable que contre lui le canal fut impuissant.

Il nous faut reproduire ici cette page encore vivante de nos malheurs publics. Je n'ai pas été témoin du cataclysme, il est vrai, mais je l'ai lu huit jours après dans les couches de l'alluvion et dans l'émotion encore palpitante des habitants. Je transcris ici le récit que j'écrivis sur le lieu même du sinistre.

« Dans la soirée du vendredi 23 septembre 1842, rien ne faisait encore présager la terrible catastrophe du lendemain. Seulement, le ciel était noir, et l'horizon était gros d'orages. Pendant la nuit, des éclairs entr'ouvrirent souvent la nue, et des coups de tonnerre ne cessèrent de gronder dans le lointain ; toutefois, le village s'endormit paisiblement, confiant dans cette Providence qui l'avait si souvent sauvé ; mais il ne tarda pas à être réveillé par la violence de la pluie qui tombait par torrents. On eût dit que toutes les cataractes du ciel étaient ouvertes pour un nouveau déluge.

» A quatre heures du matin, la ravine arriva par le

6

Petit-Val, avec une violence qu'on ne lui avait jamais connue. Elle mugissait comme la mer qui râle dans son lit de galets le jour d'une tempête. Déjà elle charriait des masses de cailloux arrachés au fond du vallon, et elle les jetait dans les jardins, dans les champs, dans les rues, et jusqu'au pied de la Croix-de-Pierre, où, impie dans sa fureur, elle a déposé un énorme poulier.

» La cavée du Petit-Val, trop étroite pour la masse d'eau qui y affluait, élargit violemment ses bords jusqu'à quinze et vingt mètres de largeur. Le torrent se précipita ensuite sur le Vicariat, sur le Clos-Saint, et sur toute cette partie du village confinée entre le chemin de Bénouville et la côte du Mont.

» Cet espace ne lui suffisant pas, il brisa le fossé qui l'empêchait d'inonder les Verguies, puis il bondit comme une bête cruelle, à travers le Jardin-à-tout-le-Monde, le clos de la Poulie, la rue du Bec, le Château, la Passée, pour ne s'arrêter que bien avant dans le Grand-Val. Alors, tout fut inondé, depuis la côte de Saint-Clair jusqu'au Beau-Mouchel, et depuis le Beau-Mouchel jusqu'à la côte du Mont.

» Étretat ne présentait plus qu'un immense lac jaune, où l'on voyait culminer des toits de chaume, des arbres et des maisons. De ce moment, la force du torrent fut amortie. Il s'étendit à son aise dans les cours, dans les jardins et dans deux cents maisons qui lui furent livrées sans défense ; l'eau avait ressaisi son antique proie, et elle régnait en reine dans ce vallon qu'on avait essayé de lui enlever au moyen d'un canal éclusé. Car telle est la triste destinée d'Etretat, qu'il paraît voué aux grandes eaux, comme les premiers chrétiens étaient voués aux lions. Également au-dessous de l'alluvion et du niveau de la mer, tandis qu'il se défend avec ses digues contre l'Océan, il se livre pieds et poings liés à la masse des eaux pluviales.

» A ce moment, tous les habitants étaient montés dans leurs greniers et sur les toîts. Bon nombre, pris dans leur lit, ne se réveillèrent qu'aux cris de leurs voisins, déjà noyés dans leurs maisons. Il y eut un quart-d'heure où l'on n'entendit, de tous côtés, que des cris de détresse et des hurlements affreux. Le terrible mot de *sauve la vie* retentissait de toutes parts. Il était nuit encore, et les marins du Perrey, que l'inondation n'avait pas encore atteints, ne savaient sur quels points diriger leurs barques et leurs canots. Faut-il s'étonner que, dans un pareil désordre, quatre personnes aient péri. On doit être surpris que la mort se soit contentée d'un si petit nombre de victimes; elle pouvait, ce jour-là, moissonner plus de quatre cents habitants.

» Au nombre des victimes furent une veuve et sa fille; elles habitaient, depuis longues années, un réduit où elles étaient nourries par leur famille et par les âmes charitables. Plusieurs fois leurs enfants, trop pauvres pour les prendre toutes deux ensemble, avaient essayé de les séparer; l'un devait se charger de la mère, et l'autre de la fille. Mais jamais elles n'y avaient consenti. L'idée d'une séparation leur était plus insupportable que leur misère. Eh bien, cet attachement leur a coûté la vie, et la mort même n'a pu les séparer. Tant de générosité méritait peut-être un meilleur sort.

» Une autre femme, l'épouse de Nicolas Lemonnier, vieux pêcheur des falaises, qui avait passé sa vie à remuer les rochers de la côte, avait été sauvée par les soins de son mari. Prise de regret, elle retourna chez elle pour emporter quelque chose de la maison. Elle ne put retrouver la porte, et n'eut que la force de se jeter sur son lit pour y mourir. Huit jours après, il fallait voir le vieux pêcheur des rochers remuer péniblement, avec la bêche, les vases de l'alluvion, pour chercher, au milieu de ses meubles, le corps de sa compagne !

» La dernière victime fut la fille Quibeuf, qui, le matin, se sentit flotter dans son lit avec sa mère. Elles voulurent sortir, mais, devant la porte était un abîme dont il était impossible de mesurer le fond ; il fallut rentrer chez soi pour y attendre la mort. Comme dernier refuge, elles grimpèrent sur les barres de leur métier à calicot, mais l'eau, gagnant toujours, menaçait, dans quelques minutes, d'arriver jusqu'au sommier. Elles allaient être étouffées. La fille, alors glacée par le froid, et effrayée par la mort, se laissa tomber dans l'eau, et y périt. La mère, doublement épouvantée par le trépas de sa fille et par le sort qui la menaçait, prit le parti de crever le plancher avec sa tête, et se fraya ainsi un passage entre deux solives. Ce fut à son grenier que des matelots la recueillirent plus morte que vive. Après l'événement, tout le village est venu voir le trou par où une femme de soixante ans avait passé. On s'étonnait, car il n'y avait pas de quoi passer la tête.

» Pendant ce temps, une vingtaine de barques étaient à flot, et parcouraient le village dans tous les sens. Déjà Jean Beaufils, Jean Coquin, Louis Énault, Martin Vatinel, Jean Énault, François Argentin, Pierre David, François Vallin, et tant d'autres, avaient fait plusieurs voyages. La marche était difficile à travers les haies, les fossés, les murs, les arbres et les toîts des maisons ; mais déjà ils semblaient habiles contre ce nouveau genre d'écueils. Parfois, le courant les jetait sur des fossés et contre des maisons ; alors, ils mettaient pied à terre, et, l'eau jusqu'à la ceinture, ils renflouaient leurs barques étonnées de ce nouveau genre de navigation. Aujourd'hui, on remarque, dans toutes les maisons, de larges trouées faites aux toîts de chaume. C'est par là que les habitants

se sont sauvés. Un débarcadère fut établi. On vit naviguer sur ce lac fangeux, comme celui de la mort, des
femmes, des enfants, qui disaient adieu à leurs pauvres
chaumières. On partait, et l'on ne savait quand on pourrait revenir. Les mères pleuraient en laissant là le berceau du nouveau-né qu'elles emportaient demi-nu dans
leurs bras, et les vieillards se plaignaient à Dieu de leur
avoir montré un pareil spectacle une troisième fois avant
de mourir. C'était chose à fendre le cœur que de voir
cette colonie de pauvres gens qui naviguaient à l'aven-
ture, et n'avaient plus d'autres demeures que des nacelles
flottant sur l'onde [1]. »

La charité acheva une journée que le courage avait si
bien commencée, chacun se partagea les pauvres inondés. Le presbytère fut transformé en une vaste hôtellerie,
où furent accueillis tous ceux qui n'avaient point d'asile.
Quand j'entrai dans la maison paternelle, le 4 octobre,
je trouvai le foyer embelli de huit nouveaux hôtes.
« Voilà notre nouvelle famille, me dit ma mère avec un
sourire où rayonnait la joie la plus pure, tout le monde
a fait comme nous. » C'est là le beau caractère des habitants d'Etretat, ils sont indigents mais ils s'aiment entr'eux ; ici tout ce qu'a le pauvre est au pauvre.

De grands efforts furent tentés pour réparer ce malheur.
Jamais, jusqu'au désastre de Monville, en 1845, la charité
publique n'avait opéré autant de prodiges. Par tout le
département ce fut une louable émulation pour soulager
les inondés d'Étretat, d'Yport et de Fécamp. Dons de la
famille royale, allocations ministérielles, votes des conseils
municipaux, collectes à domicile, souscriptions dans les
journaux, quêtes dans les églises, concerts, loteries,
messes en musique, comités, circulaires administratives,

---

[1] *Les Inondations*. Rouen, Périaux, 1842. — *Revue de Rouen*, octobre 1842.

lettres pastorales, tout fut mis en œuvre et la bienfaisance revêtit toutes les formes. On recueillit près de 150,000 fr., qui, bien distribués, séchèrent bien des larmes. La charité se montra grande comme le malheur.

XI.

LA MARINE. — LA PÊCHE. — LES HOMMES DE MER.

Tout porte à croire qu'Étretat fut autrefois un point maritime fort important et que jamais sa rade n'a été oubliée depuis les Césars jusqu'à Napoléon. Au milieu des ruines romaines fouillées dans les environs, on trouve des hameçons avec des instruments de labourage, et des arêtes de poisson à côté de défenses de sanglier, ce qui prouve que, depuis long-temps, la population était à la fois agricole et maritime. Sur les bords de la mer on recueille parfois des médailles anséatiques et des monnaies vénitiennes marquées au lion de Saint-Marc.

En 1826 j'ai ramassé moi-même sur le sable du rivage deux pièces d'or que la Commission des Antiquités déclara être *un Édouard III, roi d'Angleterre, et un florin d'or frappé en France sous Charles V* [1]. Après les grandes marées de 1840, on a recueilli, sur les roches de la Fontaine, 40 kilogrammes de minerai, que M. Girardin reconnut être du cuivre provenant de la Cornouaille. Enfin en 1856 on y a ramassé des bronzes romains allant de Trajan à Valentinien Ier.

Le cartulaire des abbayes nous découvre une partie de la richesse maritime de notre pays. Richard II, dans une charte donnée en 1024 à l'abbaye de Saint-Wandrille, lui confirme la possession d'une barque exempte de tout péage sur toute la côte, propre à se livrer à toute espèce

[1] *Procès-verbaux de la Commission des Antiquités de la Seine-Inférieure.* — Séance du 23 déc. 1826. — A la préfect. de Rouen.

de pêche, et à circuler dans tous les ports de la Normandie. La franche-nef de Fontenelle n'était pas la seule que possédât Étretat. M. Fallue nous parle de la franchenef de Fécamp, et les archives de Saint-Georges de Boscherville revendiquent une nef affranchie sur cette plage que se disputaient plusieurs puissances féodales.

Le Vallasse aussi avait eu dès sa fondation une nef à Étretat pour l'approvisionnement du monastère. Ce droit lui ayant été contesté par le prévôt du lieu à la fin du xiiie siècle, l'affaire fut portée au tribunal du bailly de Caux, en la vicomté de Montivilliers. Le mardi d'après la Nativité de saint Jean-Baptiste, de l'an 1301, Jehan de Brye, tenant les assises du roy à Montivilliers, rendit un jugement favorable au frère Jehan, abbé du Vallasse. L'archiviste du monastère, en classant cette pièce au chartrier, l'intitula : « *Ressaisine à nous rendue, par les officiers, de la droicture qu'avons du franc-poesson amené au port d'Estrutat* [1]. »

En 1509 une nouvelle querelle s'éleva à ce sujet. Le procureur du roy réclamait des religieux l'impôt du *franc-poesson amené au port d'Estretat par une nef du dict port qui faisoit la coutume de l'abbaye.* Le procès fut plaidé : les moines citèrent, pour leur défense, des chartes des rois d'Angleterre et une coutume immémoriale ; les témoins ouïs et les écrits parcourus, le lieutenant du bailly de Caux rendit sa sentence aux assises de Montivilliers, le 7 novembre 1519 : par cet arrêt maître Robinet Regnart, prévost d'Estretat, fut obligé de restituer à l'abbé l'argent qu'il en avait reçu [2].

Nous croyons que la grande raison pour laquelle tant de saints monastères voulaient avoir leur barque à Étre-

[1] Cartulaire du Vallasse, copie du xvie siècle, nº 44, aux archives départ. de Rouen
[2] Id., ibid.

tat, était la pêche du poisson très-abondante dans ce port. Ces maisons nombreuses, astreintes au maigre toute l'année, trouvaient sur notre marché un approvisionnement certain et perpétuel. Les moines recherchaient Étretat pour son poisson, comme ils recherchaient Leure et Bouteilles pour leurs salines, et Dieppe pour son passage en Angleterre où ils avaient des prieurés.

La marine militaire des rois de France se recrutait alors, non par des levées d'hommes, mais par l'appel fait aux ports de mer et aux différents seigneurs riverains. C'est ainsi que nous voyons Philippe-le-Bel, à la fin du XIIIe siècle, convoquer le ban des nefs de la Manche pour en former une armée de mer, et Étretat fournir son contingent à cette première escadre française. Fort heureusement le « *compte de Gyrart le Barillier, pour l'ermée de la mer faite en l'an 1295,* » nous a été conservé aux archives de l'empire, et c'est dans la note de ce fournisseur de notre armée navale, que nous trouverons le contingent fourni par le port d'Étretat. Voici cette pièce curieuse :

« Estrutat : item pour les nés (nefs) Thomas Satel, Robert de Dovre, Gautier de la Hese, Guillaume Toutain, Jehan Trisebourg, Symon Doumestier, Jehan le Bouchier, Guillaume Boutin, Richart Amourous, Andrieu Trisebourg, Henri Saffroy, Jehan Helaine, Jehan Guillehache ; VII tonneaux [1]. »

Le temps sans doute ne fit qu'accroître notre marine. Elle était florissante au XIVe siècle, à une époque où la France maritime n'était pas encore formée et où l'Europe était dans une pleine décadence. Un manuscrit du règne de Philippe de Valois, publié au commencement de ce

[1] Ce dernier chiffre est celui des tonneaux de vin fournis au contingent. — Cette note nous a été communiquée par M. Léopold Delisle qui l'a puisée aux arch. de l'Emp., k. 36, n° 43.

siècle, nous donne un précieux renseignement sur l'état
de la marine française au commencement de la guerre de
cent ans. C'est « le compte de François de Lospital, jadis
clerc des arbalestriers du Roi, touchant les recettes et
mises par lui faites à cause de la grande armée de la mer,
l'an 1340, sous le commandement de M⁰ Hugues Quieret,
amiral de France, et sire Nicolas Behuchet, conseiller
du Roi, son dit seigneur, laquelle armée fut déconfite
devant l'Écluse, le 24 juin 1340. » Cette pièce, publiée
en 1809 et en 1819, par M. Traullé, d'Abbeville [1], est du
plus haut intérêt pour le pays qui nous occupe. On y
trouve qu'Étretat fournit cinq nefs ou vaisseaux à la flo-
tille normande, composée de 158 navires. Le contingent
d'Étretat était égal à celui de Cherbourg et de Pont-
Audemer, et supérieur à celui de Touques, de Fécamp
et du Quief-de-Caux.

Par cette pièce, nous connaissons non-seulement le
nombre, mais encore le personnel des barques sorties du
port d'Étretat. Mais ici laissons parler le texte du brave
clerc des arbalestriers. « Estrutat : Jehan Tibout, seigneur;
Picart Gracebours, maître. — Michel Buffard, maître ;
Jehan Dugardin, seigneur. — Jean du Moutier, maître ;
le même nom, seigneur. — Robert du Heamet, seigneur ; Pierre du Moutier, maître. — Le même nom,
seigneur ; Robert de la Hese, maître. — Guillaume
Bertin, seigneur ; Jehan Marescot, maître. »

Depuis 1820 jusqu'à 1850, c'est-à-dire pendant trente
ans, j'ai toujours compté sur le perrey le même nombre
de barques de pêche. Le chiffre s'est constamment élevé
de 25 à 30, selon la prospérité des temps. Mais depuis

[1] *Abrégé des annales du commerce de mer d'Abbeville*, par
M. Traullé, ancien procureur du Roi, membre du conseil municipal,
p. 36 : in-4⁰, Abbeville, Boulanger-Vion, 1819. — *Notice sur le
commerce de mer d'Abbeville*, par le même, in-8⁰, Abbeville, 1809.

sept ans il est en pleine décadence. Les bateaux diminuent et ils ne sont remplacés que par des canots dont le nombre s'accroît démésurément. La forme de toutes ces embarcations est *à clin*, suivant le type séculaire de cette terre traditionnelle. Grâce à l'obligeance de M. E. Lepoitevin, nous pouvons reproduire ici un bateau d'Étretat flottant sur la rade. Les marins qui montent nos

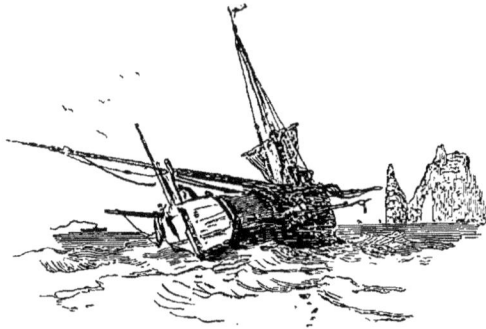

barques, jadis au nombre de 250 à 300, ne sont plus guères que 150. Nous allons raconter comment se fait la pêche à Étretat, depuis plusieurs générations.

Aussitôt qu'une barque paraît en rade, arrivant de la mer, des coups de conque, semblables à ceux que font entendre les insulaires de l'Océanie, indiquent le nom du bateau au *mousse de terre* qui court crier aux femmes de l'équipage de venir en hâte *virer au cabestan*.

Étretat, n'ayant pas de port creusé, est parfois obligé, pour tenir ses barques à l'abri de la mer et des coups de vent, de les hisser, à force de bras, jusqu'au niveau des premières maisons. Presque toujours ce sont les femmes qui font ce travail, qui est énorme. Nous donnons ici le dessin d'un de ces cabestans, rares partout ailleurs.

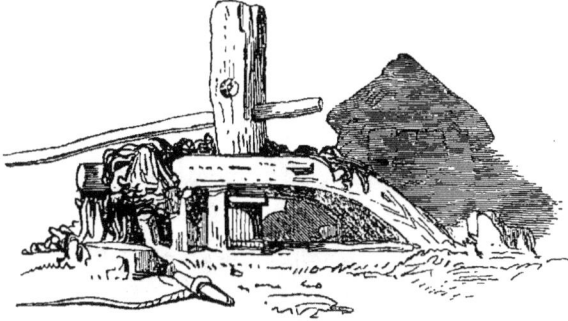

Ce système de porter à bras les navires est vieux et primitif; c'était celui de la marine des Gaules, le nom de port vient probablement de ce mode de transport. L'antiquité celtique n'a point connu les ports creusés, les hâvres naturels n'ont commencé à être fréquentés qu'au XIIe siècle, les hâvres faits de main d'homme sont bien postérieurs parmi nous. Sous les Gallo-Romains, comme sous les Franco-Normands, on tirait les navires à force de bras et de machines, suivant l'expression du poëte.

Trahit siccas machina carinas.

Les câbles, les cordages et autres agrès des barques sont conservés dans des *caloges*, espèce de bateaux-maisons qui ne sont autres que de vieilles nefs recouvertes de chaume, lorsqu'elles ne sont plus de service. Ces *caloges*, que l'on ne trouve guères qu'à Étretat, donnent à notre plage l'aspect le plus original et le plus primitif que l'on puisse imaginer. Involontairement elles nous ont fait penser à ces barques renversées dont les nomades de la côte d'Afrique faisaient leurs demeures au rapport de Salluste : « Iique alveos navium inversos pro tuguriis habuêre. » Pour la satisfaction du lecteur nous présentons ici une de ces *caloges* qui avant un siècle auront probablement disparu du pays.

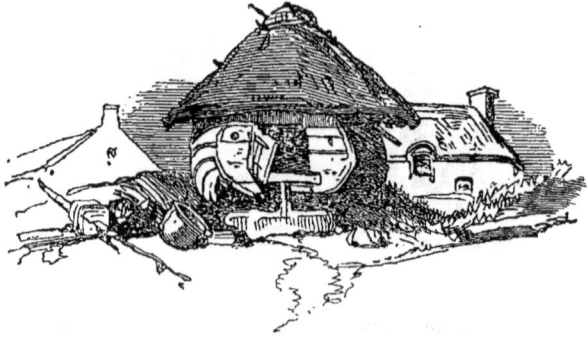

Le bateau d'Étretat, une fois viré sur le perrey et fixé à sa place accoutumée, l'équipage descend dans des *mannes* le poisson pris à la pêche, et l'étale avec orgueil aux pieds des acheteurs. Alors le maître le met à prix, et une fois adjugé au dernier enchérisseur on le compte, on le lave, on le place dans des paniers d'osier, on le couvre de paille et on le charge dans des fourgons, que des mareyeurs conduisaient autrefois à Rouen et à Paris. A présent ils se contentent de les diriger jusqu'à la plus prochaine station du chemin de fer. Plus anciennement on portait la pêche à dos de cheval, dans de grands paniers, et l'on chassait ainsi une file de *rosses* par des cavées profondes, qui portent encore le nom de *chemin des Chasse-Marée.*

Le genre de pêche varie beaucoup selon les saisons. La pêche du maquereau, la seule qui soit restée florissante à Etretat, a lieu pendant les trois mois d'été. Elle ne rapporte guère à chaque pêcheur que l'étroit nécessaire de sa maison. C'est un spectacle agréable que de voir, à la fin d'une belle journée, cette rade si austère s'animer tout-à-coup par la présence de barques aux

voiles noires, et ce perrey, naguères si désert, se couvrir
à l'instant d'une population active et laborieuse.

La pêche du hareng a lieu vers la fin de l'automne, et
ce n'est déjà plus à Étretat qu'elle se fait. Ces frêles
embarcations vont jusque dans les mers de Dieppe, d'où
elles rapportent une modique somme qui sert à chaque
marin pour passer l'hiver avec sa nombreuse famille.

Il n'en était pas ainsi dans les temps passés. Aussi
faut-il entendre les vieux marins parler des pêches anciennes. Alors la rade d'Étretat abondait en merlans,
soles, carlets, limandes, etc ; le mulet, le bar, le grélin
habitaient les deux extrémités de la baie. L'anguille
hantait les fontaines et les eaux demi-salées. L'huître, la
moule, le vignot en pavaient le fond pour ainsi dire. Le
homard, le tourteau, l'étrille remplissaient les houles et
les creux des rochers. Le congre pesant et tardif venait
à chaque marée visiter les bancs du rivage. Outre ces
races indigènes, la mer ramenait à des époques connues
de nombreuses tribus de poissons aux écailles d'or et
d'argent.

Le hareng surtout, le hareng est l'objet de leurs vifs
et éternels regrets. Ce poisson voyageur, qui chaque
année descend des mers du nord pour enrichir nos côtes,
n'y passe plus que par petites colonnes ; encore sont-
elles harcelées par les chiens de mer qui s'y attachent,
comme les corbeaux suivent les grandes armées pour en
dévorer les débris.

« Dans le temps de la guerre, disent nos vieux matelots,
on ne se donnait pas la peine de tendre les applets : les
harengs bondissaient jusque sur le galet ; les parcs sé-
dentaires de la côte en étaient si pleins à chaque marée
que les bras ne suffisaient pas pour les vider à la basse-
mer. On prenait les harengs avec des lanets, avec des
paniers, avec des seaux, avec des rateaux ; les mauves

flamandes qui suivent les bancs de harengs étaient si nombreuses qu'elles venaient arracher le poisson de la main des pêcheurs, et, pour les écarter, on était obligé de les frapper à coups de bâton ; et quand nous revenions le matin au soleil, nos paletots étaient tout couverts d'écailles de harengs, véritables pièces de dix sous. »

Cette plage d'Étretat, tout humble et toute modeste qu'elle est, n'a pas moins fourni à la marine française d'excellents officiers et au commerce maritime d'habiles capitaines. Forcé de choisir parmi les noms qu'il nous faut citer, nous en prendrons trois dans la famille *Vallin,* cette tribu-mère qui la première a dû peupler Étretat.

Celui de ces trois officiers qui est mort le premier, est M. Étienne Vallin, décédé en 1832, victime du choléra, à bord d'un vaisseau français alors en station sur les côtes d'Espagne. La Méditerranée, qui fut son tombeau, avait été le théâtre de sa gloire, car il s'était grandement distingué à la bataille de Navarin, livrée le 19 octobre 1827. C'était dans ce grand combat, le rival de Lépante, qu'il avait gagné la croix d'honneur et le grade de capitaine de frégate.

Le second, qui nous a quittés le 2 décembre 1840, est M. Pierre Vallin, cousin du précédent et frère de celui qui suit. A la fin d'une carrière laborieuse et bien remplie, il était devenu sous-directeur du port de Cherbourg. C'est là qu'il est mort frappé d'apoplexie dans l'exercice même de ses fonctions. Chargé, en sa qualité de directeur, d'entrer dans le port militaire la frégate *la Belle-Poule,* sur laquelle le prince de Joinville ramenait en France les cendres de Napoléon, il mourut en mettant le pied à bord du navire. On pense que l'émotion de rencontrer le prince avec lequel il avait fait sa dernière campagne et les restes du héros sous lequel il avait commencé sa carrière, ont pu lui causer une secousse qui lui coûta la vie.

Le dernier, enfin, que je dois appeler leur doyen d'âge, vient de mourir à Rouen presque nonagenaire. Comme nous avons le bonheur de posséder sur lui des notes exactes et précises, nous nous ferons un devoir de consigner dans ce livre les états de service de ce vétéran de nos guerres maritimes. Nous espérons que cette notice fera plaisir aux habitants d'Étretat et qu'elle ne sera pas désagréable aux étrangers.

Benoît Vallin naquit à Étretat, le 30 novembre 1769, pendant une tempête et à l'heure où « la terre tremblait et où la mer entrait dans le village. » Son père, capitaine de navires, naviguant pour le port du Havre, le destina de bonne heure à la marine ; et, après quelques années passées à la pêche côtière, il le fit naviguer pour les ports du Havre et de Fécamp. Ses voyages furent ce qu'ils étaient alors, à Marseille, à Saint-Pétersbourg, à Saint-Domingue, etc.

Le 28 février 1793, à l'âge de 22 ans, notre jeune marin fut levé pour le service de l'Etat et embarqué à bord du vaisseau l'*Indomptable*, commandé par le capitaine Bruix, qui plus tard devint amiral. Pendant les dix années de guerre de la première République, il assista à quatorze combats, et notamment à la célèbre bataille navale livrée sur l'Océan, en 1795, entre l'amiral Hawkes et le trop fameux Jean-Bon Saint-André. Ce combat de géants, qui dura trois jours, le 9, 10 et 13 prairial an III (28, 29 mai et 1er juin 1795), est connu chez les marins de nos côtes sous le nom de *Grand Combat du 13.*

En 1799, M. Vallin était à Cadix, sur le vaisseau *le Fougueux,* lorsqu'il fut fait lieutenant de vaisseau.

Comme il était excellent praticien, connaissant parfaitement les côtes de la Manche, il fut désigné par le ministre de la marine pour commander une des divisions de l'escadre de Boulogne. En 1805, il fut donc envoyé dans ce rendez-vous universel des forces de la France, pour y commander le port de Wimereux et la cinquième division de la flottille, composée de dix-huit bateaux-canonniers. Pendant trois ans qu'il occupa ce poste difficile, il eut plusieurs combats à soutenir contre la flotte anglaise qui, sans cesse, inquiétait l'escadre de débarquement.

En 1806, il quitta Boulogne pour venir à Lorient où, après avoir présidé à l'armement du vaisseau *le Polonais,* il fut embarqué comme lieutenant sur le *Courageux.* Un moment, le ministre Decrès songea à lui confier le commandement d'une frégate que l'on construisait à Bordeaux, pour les mers de l'Inde; mais on changea la destination du navire, et M. Vallin fut embarqué sur la *Niémen,* également destinée à la navigation des Grandes-Indes.

Mais à peine arrivée à la hauteur du cap Finistère, la *Niémen* fut assaillie par deux frégates anglaises d'une force supérieure. Malgré cette infériorité, elle engagea contre l'ennemi un *combat d'enfer* et, après une lutte acharnée qui dura sept heures, elle se rendit à dix heures du soir, par un temps affreux. L'équipage fut conduit en Angleterre et de là en Ecosse, où M. Vallin resta prisonnier jusqu'en 1814.

A la paix, il revint à Étretat, sa chère patrie, où on le croyait mort. Il en était de même à Paris, car, lorsqu'il se présenta au ministère, il reconnut que son nom ne figurait plus sur les états de la marine.

L'amiral Missiessy, le réorganisateur du corps des officiers de marine, le réintégra bientôt dans son grade de lieutenant de vaisseau et même le proclama le doyen des lieutenants. En 1816, il partit de Brest sur la frégate *la Seine,* pour aller prendre possession de la Martinique, au nom du nouveau gouvernement. En 1817, 800 officiers ayant été mis à la retraite, il fut un moment frappé par cette mesure. Mais on songeait dès-lors à organiser l'Ecole navale d'Angoulême. M. Vallin y fut placé, en 1818, comme aide-major de ce collége royal de la marine, dont le duc d'Angoulême s'était déclaré le protecteur. Il resta cinq ans à Angoulême avec le grade et les appointements de capitaine de frégate. Il fut mis définitivement à la retraite en 1823.

Après avoir passé quelque temps à Étretat, il se fixa tout-à-fait à Rouen, où il est mort, le 20 septembre dernier, à l'âge de 87 ans.

En 1830, l'amiral Duperré lui avait fait donner la croix de la Légion-d'Honneur, juste mais tardive récompense de ses longs et nombreux services.

M. Vallin, de qui nous tenons la plus grande partie de ces détails, était un marin d'élite et une nature fortement trempée. Fils de ses œuvres, il était parvenu, à force de courage et d'intelligence, au grade de capitaine de frégate, après avoir commencé sa carrière comme mousse, sur le perrey d'Etretat. Aussi ce village le regarde-t-il comme une de ses gloires. Ainsi que nous l'avons déjà dit, cette humble baie, placée entre deux rochers de la Normandie, a déjà fourni plusieurs officiers à la marine française, et la seule famille des Vallin, plus nombreuse ici que les Fabius à Rome, en a donné jusqu'à trois en moins d'un siècle. M. Benoît Vallin, qui est le dernier, comptera parmi les meilleurs, et si M. de Grandval, mort en 1841, adjudant de côte, a laissé parmi nous la réputation de vrai soldat français, M. Vallin y sera toujours considéré comme le type du véritable marin.

XII.

PROJETS DE PORT MILITAIRE. — FRANÇOIS Ier, LOUIS XIV, LOUIS XVI, NAPOLÉON Ier.

La pêche côtière n'est pas le côté le plus brillant de la

7

plage d'Étretat. A nos yeux son avenir n'est point commercial, mais militaire. Dans le passé cette rade renferme plusieurs pages d'histoire qui sont des hommages rendus à ses avantages naturels, et qui, pour nous, sont les gages d'une prospérité future. Posons en quelques lignes ces jalons du passé, vrais fleurons de la couronne historique de notre patrie.

L'excellence de la baie d'Étretat, la profondeur de ses eaux, le niveau du vallon abaissé bien au-dessous de la pleine-mer, l'abri que prêtent à la rade les deux grandes jetées de pierre taillées par les mains de la nature et qui s'avancent en mer jusqu'à deux cents mètres de distance, tout cela a fixé depuis des siècles l'attention des ingénieurs, des amiraux, des ministres et des rois. Chose digne de remarque, toutes les fois que, dans le passé, on a voulu organiser une marine en France, toujours on s'est occupé d'Étretat. François Ier, en restaurant d'une main les lettres et en protégeant les arts, a voulu poser de l'autre les fondements de notre puissance commerciale et maritime. La fortune de Jean Ango et la création du Havre-de-Grâce, seront, en Normandie, les grandes traces de cette nouvelle gloire que je revendique ici pour le vainqueur de Marignan.

Ce grand prince fit presque toujours la guerre. C'était là un triste héritage que lui avaient légué ses belliqueux prédécesseurs. L'Angleterre se souvenait de cette fameuse guerre de cent ans dont les feux venaient de s'éteindre. Elle conservait toujours un pied sur ce sol français qu'elle avait long-temps possédé. Sans cesse elle le voulait envahir, et constamment elle menaçait cette Seine que ses flottes avaient si souvent remontée. Pour résister dignement, François Ier voulut avoir sur la Manche un port qui pût contenir de grandes armées navales.

Ce dessein arrêté, dit l'abbé Pleuvry, le roi envoya

l'amiral de Bonnivet pour examiner les côtes de la Normandie. La mer commençait déjà à s'éloigner du port d'Harfleur. Cette ville, cachée dans une espèce de golfe, ne pouvait plus veiller par ses navires à la sûreté des peuples. On jeta les yeux sur Étretat, l'embouchure de la Touque et les marais du Havre-de-Grâce. Ce dernier endroit l'emporta, il fut jugé plus commode par l'avantage de sa crique et plus important par l'embouchure de la Seine. On informa, dit François Ier, qu'au bailliage de Caux, au port de Grâce, était le lieu le plus convenable pour l'ouverture d'un hâvre [1].

Louis XIV revint sur l'idée du roi-chevalier, il était écrit, dans la destinée de notre village, que les plus grands princes s'occuperaient de son humble existence. Colbert alors agrandissait et ennoblissait la France; il fondait ces établissements d'industrie que nous n'avons pas encore dépassés. Il imprimait sur le pays le sceau de son génie qu'on reconnaît encore dans toutes ses créations. La marine et le commerce le préoccupant sans cesse, il vit avec peine la Manche dégarnie de ports militaires. Dès 1689, il semblait prévoir le désastre de La Hougue, qui n'aurait pas été irréparable si Cherbourg ou Étretat eût existé. Nous ne saurions dire quelle raison fit avorter les projets du plus grand ministre du grand siècle. L'histoire n'a enregistré que son bon vouloir pour notre patrie et son amour pour la mariné [2].

Après Louis XIV, celui qui ressuscita la marine française du tombeau où l'avait précipitée le règne de Louis XV, ce fut l'infortuné Louis XVI. La guerre de l'indépendance a montré, pendant cinq ans, sur toutes les mers, le pavillon français vainqueur du léopard de l'Angleterre si souvent

---

[1] *Histoire de la ville du Havre*, par Pleuvry. — *Remarques sur la ville du Havre-de-Grâce*, par François Biot, manuscrit.

[2] *Histoire manuscrite du Havre*, par le prêtre François Leveziel.

l'arbitre de l'Océan. Au plus fort de la querelle, le gouvernement eut la pensée de créer un port de roi sur les
côtes de la Manche : Cherbourg et Étretat furent étudiés
et mis en présence. M. Lamblardie, tour-à-tour ingénieur
des ports de Dieppe et du Havre, et l'un des hommes les
plus distingués de son temps, fut envoyé plusieurs fois
à Étretat pour lever des plans et faire des sondages. Il
forma un magnifique projet dont il envoya tous les détails
au ministère de la marine. Dans son excellent *Mémoire
sur les côtes de la Normandie,* il nous a laissé une esquisse
de son grand travail et une planche représentant le port
et le bassin qu'il voulait créer à Étretat. Nous avons cru
utile de reproduire ici, au moyen de la gravure sur bois,
le plan exact du port d'Étretat tel qu'il est donné par le

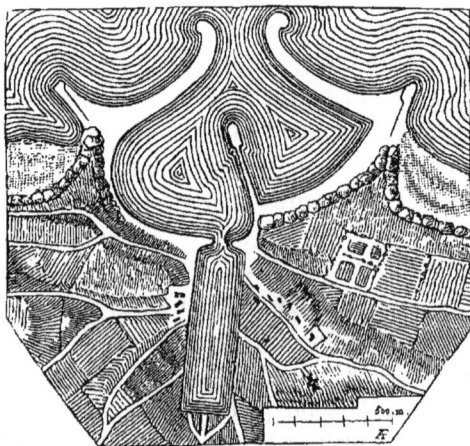

célèbre ingénieur. Nous extrayons en même temps de
son livre, les deux pages qui nous concernent.

« Étretat, petit port de pêcheurs, est situé à l'embouchure d'un vallon de 260 toises de largeur, mesuré d'un
escarpement à l'autre. La plage où les bateaux peuvent

aborder a 500 toises de longueur; deux caps, qui s'avancent dans la mer jusqu'à 100 toises de distance réduite,
la terminent à droite et à gauche, et forment une baie
rentrante en croissant, à l'abri des vents depuis l'ouest
jusqu'au nord-est, en passant par le sud.

» Le sol du vallon qui répond à cette baie se trouve,
sur plus de 350 toises de longueur, de plusieurs pieds
au-dessous du niveau des hautes mers. Tout le village
d'Étretat, établi dans cette partie du vallon, n'est pré-
servé des irruptions de la mer que par une digue naturelle que les vagues ont formée avec les seuls cailloux qui
proviennent des deux parties saillantes de la côté qui cir-
conscrivent la baie; aussi la grosseur des galets dont
cette digue est formée ne dépasse pas communément
celle d'un pouce cube.

» Cette baie naturelle comprend une étendue de plus
de 40,000 toises superficielles qui n'assèche jamais. Nous
nous sommes assurés, par des sondes que nous avons
fait faire, au mois de décembre 1780, qu'à 20 toises du
bord de la plage on pouvait y mouiller par trois et quatre
brasses d'eau à marée basse. Cette profondeur va toujours
en augmentant, à mesure qu'on s'éloigne du rivage; en
sorte qu'à 200 toises on peut mouiller par huit brasses
d'eau de basse mer. »

L'auteur ajoute un projet de *Port de Roi*.

« Ce projet consiste dans deux avant-ports, protégés
par deux digues de pierres perdues et dans un bassin de
350 toises de longueur sur 100 de largeur. Le bassin de
35,000 toises de superficie serait établi dans la partie la
plus basse d'Étretat, et les deux avant-ports, occupant
toute la largeur de la baie, auraient ensemble plus de
90,000 toises superficielles.

» Par la position avancée du cap d'Antifer, aucun vent
ne serait défavorable pour entrer dans le port; et les

côtes, qui fuient le large à droite et à gauche, en facilite-
raient la sortie presque de tous les vents, en portant soit
sur un bord, soit sur l'autre.

» On doit sentir combien une position semblable serait
intéressante, surtout en temps de guerre, pour le commerce de la Manche et principalement pour celui du
Havre. On peut dire même que ce projet est lié avec celui
de Cherbourg, en considérant le point d'Étretat comme
un poste avancé de la grande armée navale; et que celui
que nous proposons, ou tout autre qui pourraient être
meilleur, mérite, sous beaucoup de points de vue, l'attention du commerce et la faveur du gouvernement [1]. »

Il était dans la destinée de Napoléon Ier d'attacher son
nom à toutes les idées grandes et utiles à la patrie. Il eût
été digne de l'homme de génie qui a poursuivi avec tant
de persévérance l'idée la plus française dont nos annales
fassent mention [2], il était digne de lui, dis-je, de recueillir
cet héritage légué par de grands rois, amis de la gloire
nationale. Mais, accablé par ses armées de terre, il ne
put relever la marine ni creuser des ports.

Dans mon enfance, j'ai toujours entendu répéter que
bien des fois ce grand entrepreneur avait envoyé lever les
plans d'Étretat. Comme Lamblardie, il voulait créer deux
avant-ports, couverts et protégés par deux digues de pierres
perdues, qui auraient embrassé toute la baie, puis creuser un bassin dans la partie la plus basse du vallon. Pour
une telle entreprise on ne lui demandait que 30,000,000,
somme modique si l'on considère l'importance et l'utilité
du travail. Aussi quelques personnes prétendent qu'un
décret impérial, daté d'Ulm, le lendemain de la prise de
cette ville, affecte une pareille somme pour la construc-

[1] *Mémoire sur les côtes de la Haute-Normandie*, par Lamblardie,
ingénieur. Havre-de Grâce, Faure, 1789.
[2] Le blocus continental.

tion du port d'Étretat. Outre le port, l'Empereur devait construire onze forteresses sur les différents mamelons qui environnent Étretat ; il voulait en faire une place imprenable, qui pût résister à toutes les forces de l'Angleterre. Mais ce projet gigantesque est tombé avec l'homme extraordinaire qui l'avait conçu. On ne sait pourquoi personne n'a relevé cette idée du grand capitaine. Étretat est pourtant le seul point entre Cherbourg et Boulogne où l'on puisse établir un port militaire dont la marine française est si dépourvue dans ces parages.

Depuis la paix de 1814, qu'est-ce donc qui aurait empêché de reprendre une idée qui fut celle de François Ier et de Bonnivet, de Louis XIV et de Colbert, de Louis XVI et de Napoléon ? L'état de nos finances, qui a permis tant de canaux, tant de grandes routes, tant de chemins de fer, tant de ports et de bassins de commerce, aurait bien pu autoriser la création d'une belle rade, d'une baie de refuge, d'un port de relâche, au milieu de la Manche, la mer la plus dangereuse et la plus fréquentée de l'univers.

La côte de France n'offre pas, comme celle d'Angleterre, des angles saillants et rentrants qui forment des baies renfoncées et des ports naturels, dans lesquels le navigateur trouve un abri sûr contre les tempêtes. Le rivage du Sussex est protégé contre les vents de l'ouest et du nord-ouest, les plus terribles de tous, tandis que la plage de la Haute-Normandie est constamment rongée, minée et corrodée par les tempêtes de l'ouest et du nord, les plus formidables qui soient sorties de l'antre des vents. Elle n'a donc pu conserver ni baies ni pointes saillantes, et les angles qu'elle forme dans son pourtour sont tellement émoussés et arrondis qu'elle ne présente, dans toute sa longueur, que de grandes courbures aplaties et uniformes.

Il nous faut donc, à nous, vaincre la nature, suppléer à son impuissance ou à sa mauvaise volonté. Le port d'Étretat, tel que le concevait Lamblardie, deviendrait *l'auberge de la Manche*. Là, relâcheraient à leur gré, les caboteurs de la côte et les navires de commerce qui auraient manqué les ports du Havre, de Dieppe ou de Fécamp, et les bateaux à vapeur qui remorquent les convois retenus par les vents contraires. En temps de paix ce serait une magnifique hôtellerie pour la marine du commerce, en temps de guerre ce serait un superbe arsenal militaire, le rival de Portsmouth, qui est en face.

Mieux qu'à Boulogne, on y réunirait une flottille ; comme à Cherbourg, on y rassemblerait une escadre. Pendant les guerres de l'Empire, les corsaires français étaient sans cesse mouillés en rade d'Étretat. Dans de nouvelles guerres, les corsaires à vapeur, appelés à jouer un grand rôle, feraient d'Étretat le centre de leurs opérations, sur toute cette Manche toujours couverte de navires anglais. Je ne sais pourquoi j'ai cette confiance dans l'avenir de mon pays, mais du jour où la France voudra se créer une marine, ce jour-là elle s'occupera d'Étretat. Je ne sais si je vivrai assez pour voir cette glorieuse transformation de mon pays ; mais si je devais descendre demain dans la tombe, j'emporterais avec moi cette foi en sa résurrection comme en la mienne.

XIII.

LA RIVIÈRE. — LA BOHÉMIENNE. — LES PUITS. — LA FONTAINE.

Parmi les éléments de prospérité du port qu'il voulait créer, M. Lamblardie comptait surtout les eaux souterraines qui abondent à Étretat. Il espérait former avec elles une retenue où chaque jour elles se seraient amassées comme dans un réservoir. De temps en temps, au moyen d'écluses de chasse, il les eût précipitées comme un torrent sur le lit du port dont elles auraient balayé les vases.

Ces eaux souterraines proviennent d'une rivière disparue qui coulait autrefois dans le Grand-Val et qui se jetait à la mer à Étretat. Elle sortait de terre à Grainville-l'Alouette, sous une butte naturelle que l'on montre encore et où fut placée jadis l'église du village [1]. Elle devait prendre sa source à ce plateau de Beaumont, ligne du partage des eaux qui sépare les deux versants de la Seine et de l'Océan. Comme le Saint-Gothard voit sortir de ses flancs le Rhin et le Rhône, s'avançant par des chemins opposés, Beaumont voyait sortir de ses coteaux la rivière de Bolbec et celle d'Étretat qui se tournaient le dos.

La rivière d'Etretat passait à Auberville-la-Renault, où, dit-on, elle faisait marcher des moulins. On raconte que de grands procès eurent lieu autrefois pour ces moulins qui ne sont plus. On prétend voir encore dans quelques fermes les tempannes enfouies de ces usines délaissées. Sur tout le parcours du vallon les paysans en font voir la trace au sable aride de son ancien lit ; les moissons n'y prospèrent pas. Enfin à Étretat même on peut citer, comme une dernière preuve, la *rue du Bec* qui signifie littéralement la *rue du Ruisseau*.

Mais ce ne sont pas seulement les hommes des champs qui ont gardé le souvenir de la rivière d'Étretat ; les géographes, les géologues, les hydrographes, les touristes même en ont tous constaté l'existence. Tous les ouvrages sur ce pays en font mention, Lamblardie, dans son *Mémoire sur les côtes de la Normandie* ; Noël de La Morinière, dans ses *Essais sur le département de la Seine-Inférieure* ;

[1] *Les Églises de l'arrondissement du Havre*, t. II, p. 137. — *L'Étretat souterrain*, 1re série, p. 6.

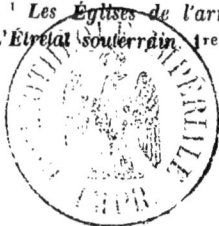

l'ingénieur Leboullenger, dans son *Voyage* manuscrit *dans
la Seine-Inférieure,* et M. Passy, dans sa *Description géologique* du même département. Les anciennes cartes géographiques en donnent le tracé complet. Nous avons
consulté la belle collection de cartes qui existent au dépôt
de notre Bibliothèque Impériale, et nous avons trouvé
une forte rivière tracée sur une carte manuscrite de la fin
du XVIe siècle, et jusque dans une carte italienne intitulée
Ducato di Normandia Voyez encore, si vous voulez, une
vieille carte de 1620, intitulée : *Description du pays de Normandie; la carte de Normandie,* dans le recueil des *Plans* et
*profils de toutes les principales villes et lieux considérables
de France,* par Tassin, géographe du roy, imprimé en
1631 et réimprimé en 1638 ; dans la *carte du gouvernement du Havre-de-Grâce* éditée par le même, en 1638, on
voit une rivière sortant de Grainville-la-Boulée, et allant
se perdre à la mer à Estretal. Vous consulterez avec le
même succès le *Normandia ducatus,* de Guillaume Blaeu,
vers 1630 ; la *Carte du duché de Normandie* et celle du
pays de Caux, dans l'*Atlas* de Gérard Mercator, en 1638 ;
la *Carte du pays de Caux,* dans le *Théâtre géographique
du royaume de France,* imprimée à Amsterdam, chez Jean
Jansson, pour Melchior Tavernier, de Paris ; le *Nouveau
Théâtre du Monde,* de Henri Hordires, imprimé à Amsterdam, en 1644 ; la *Carte du duché et gouvernement
de Normandie,* par Sanson, d'Abbeville, en 1650, 1667 et
1669 ; la *Topographie de la Gaule,* imprimée à Francfort
en 1657, et enfin la *Description du païs de Caux,* par Salomon Rogers ; partout vous verrez figurer, dans tout
son cours, la rivière d'Étretat, qui prend sa source tantôt
à *Grainville-Laboullée,* comme dans l'*Atlas* de Gérard
Mercator, tantôt près *Gauderville,* comme dans la *Topographie de la Gaule.*

Mais à quelle époque cette rivière si bien constatée

a-t-elle cessé d'arroser la grande vallée d'Étretat? Toutes
ces cartes, tous ces atlas, tous ces monuments géographiques de 1613 à 1657 retraçant toujours le cours de
notre antique ruisseau, il s'ensuivrait qu'il existait encore
dans la première moitié du xviiᵉ siècle. M. Fiquet, ancien
notaire à Criquetot-l'Esneval et actuellement conseiller-
général de ce canton, homme intelligent et fort instruit
des choses du pays, nous a assuré avoir vu, dans son
étude, un acte du milieu du xviiᵉ siècle qui mentionnait
à Pierrefique une pièce de terre bornée par la rivière.
C'est, en effet, vers cette époque que la tradition locale
place la disparution de notre petit fleuve cauchois.

Mais si l'on ignore l'époque précise de la disparition,
en revanche, on en connaît très-bien la manière. Voici,
disent les vieillards, comment eut lieu cet événement :

La scène se passe à Grainville-l'Alouette. Une bohê-
mienne était en voyage, cherchant sa vie, et portant son
enfant sur son dos. Un soir, elle vient frapper à la porte
du moulin que la rivière faisait tourner, à deux pas de
sa source, demandant du pain pour manger et de la paille
pour dormir dessus. Le meunier, homme dur et cruel,
l'écoute sans pitié et la chasse hors de sa maison. « Malheureux, lui dit la fée aux doigts puissants tu t'en repen-
tiras ! » En effet, pendant la nuit, son moulin avait cessé
de tourner et la rivière avait disparu sous terre.

Ces eaux se frayèrent un chemin sous la vallée, et, à
marée basse, elles surgissent du sein des galets après
avoir alimenté les puits du village. La manière dont
l'eau se répand dans ces puits mérite de fixer l'attention
de l'observateur : la marée haute arrête l'épanchement
des eaux et les fait refluer ; alors la rivière se grossit et
inonde les canaux les plus élevés ; la mer se retirant
ensuite, l'eau reprend son cours ordinaire et forme cette

fontaine où les femmes d'Étretat vont laver le linge de leur maison et les vêtements de la famille [1].

« A l'heure où la mer en descendant découvre les sources, presque toutes les femmes du pays arrivent avec leur paquet de linge sur le dos ; elles font au moyen de leur battoir un bassin en écartant le galet, puis elles se mettent à genoux et travaillent jusqu'à l'heure où la mer vient prendre possession de son lit. L'époque du mois et la saison font beaucoup varier le moment des séances à la fontaine.

» Il serait exact de dire qu'il n'y a pas d'heure à Étretat ; les repas, les occupations, les travaux, les plaisirs, dépendent de la marée haute et de la marée basse.

» De cette manière, c'est tantôt le matin, tantôt au milieu du jour, tantôt la nuit que les femmes se rassemblent à la fontaine. Une marée manquée mettrait un grand désordre dans le ménage des pêcheurs, attendu qu'ils n'ont point un tel luxe de linge qu'ils puissent se dispenser de le blanchir souvent.

» La nuit, du haut des falaises ou de la mer, c'est un aspect singulier que celui de ces femmes avec chacune leur lanterne posée sur le galet ; il semble voir un grand nombre de lucioles, de vers luisants, répandre çà et là leur lumière phosphorescente.

» Je parle avec une sorte de complaisance de la fontaine, parce que c'est là que se débitent toutes les nouvelles du pays ; c'est là que l'on parle de tout et de tous, que l'on discute, que l'on juge, que l'on absout, que l'on condamne ; rien ne peut se soustraire au tribunal de la fontaine ; personne ne peut décliner sa juridiction. Les airs administratifs du maire y sont appréciés comme un regard qu'une jeune fille a détourné de son livre, à la

[1] *Descript. géologique du départ. de la Seine-Inf.*, par M. Passy, p. 300. Rouen, 1832.

messe du dernier dimanche ; la fontaine tient lieu d'une bourse, d'un café, d'un journal, de vingt journaux. C'est là qu'on apprend les nouvelles des marins à la pêche ; c'est là que l'on commente les amours et les mariages ; on y dit comment s'est vendu le poisson à Fécamp, combien au Havre ; on y raconte les sinistres causés par le dernier coup de vent, les rêves que l'on a faits la nuit ; il est littéral de dire que l'on sait tout à la fontaine, et même un peu davantage [1]. »

XIV.

LE PARC AUX HUITRES.

Près de la fontaine, au pied de la falaise où sont taillées les portes et les aiguilles, se trouve le parc aux huîtres, fameux dans les annales de la gastronomie. Il se compose de huit ou dix réservoirs taillés péniblement dans le roc, qui communiquent entre eux par des écluses. Ces parcs assèchent à toutes les marées, et l'eau dans laquelle vit le coquillage est ainsi renouvelée deux fois par jour. Quelle différence entre ce réservoir et tous ceux de la côte ! Ici les huîtres vivent en pleine mer et presque sur la roche qui les a vues naître. Ailleurs elles sont parquées au sein des terres, dans une eau bourbeuse et croupissante, toute chargée de vase, et qui ne pénètre dans le réservoir qu'après avoir traversé des ports, des bassins ou des retenues pleines d'immondices. Aussi les huîtres d'Étretat ont-elles une fraîcheur que l'on chercherait vainement ailleurs.

L'abbé Dicquemare, qui avait étudié avec tant de soin les crustacés de nos côtes et tout spécialement ceux d'Étretat, ne balance pas de dire que nos huîtres sont supérieures à celles de Fécamp, du Havre, de Dieppe et

[1] *Le Chemin le plus court*, par M. Alphonse Karr.

de Courseulles, qui parquent dans des réservoirs faits en terre, en maçonnerie ou en clayonnage.

Le célèbre abbé, appelé par ses contemporains le *Confident de la Nature,* portait un intérêt tout particulier au parc d'Étretat qu'il avait vu « naître tout petit et grandir peu à peu, » comme il le dit lui-même. Dans les courses fréquentes qu'il faisait à pied, le long de nos falaises, depuis le Havre jusqu'à Fécamp, il se plaisait à stationner à Étretat dont il savait apprécier les beautés naturelles. Après les aiguilles, les portes et les rochers que le premier de tous il a dessinés en 1780, l'objet spécial de son affection et de ses études était le parc aux huîtres qui lui rappelait sa ménagerie marine de la Hève. Aussi, dans le grand ouvrage qu'il préparait sur les mollusques, et qui devait paraître aux frais du gouvernement, il lui avait consacré quelques pages et un dessin. Ce dessin fut même gravé sur cuivre en 1786 par M. Sellier, artiste de Paris, que le roi Louis XVI avait mis à la disposition du naturaliste havrais. La planche, l'épreuve et le texte, si intéressants pour nous, sont conservés à la bibliothèque publique de Rouen, dans la belle collection manuscrite qui porte le titre de « *Portefeuille inédit de M. l'abbé Dicquemare, sur les mollusques et autres parties de l'histoire naturelle, terminé et rédigé par M*[lle] *Lemasson-Legolft, son élève.* »

Cette collection précieuse a été donnée à la ville de Rouen par Mlle Lemasson-Legolft, lorsque son dévoûment désespéra d'obtenir du gouvernement d'alors l'impression des œuvres de son respectable maître.

Dix ans après l'abbé Dicquemare, un voyageur icthyologue, Noël de La Morinière, également bon juge en matière de coquillages, faisait aussi l'éloge du parc d'Étretat, qu'il avait visité pour la composition de ses *Essais* sur le département de la Seine-Inférieure.

« Étretat, dit-il, possède un fort beau parc aux huîtres,

pratiqué dans le roc même. On les y apporte de la baie
de Cancale, et elles y acquièrent, en peu de temps, par
le mélange des eaux douces qui s'échappent du milieu
des cailloux du rivage et viennent se marier aux eaux
salées de la mer, une qualité supérieure à celle des autres
huîtres de la côte, même celles de Dieppe.

» C'est là où j'appris que l'huître verte, si recherchée,
n'est point une variété de l'espèce, mais que cette couleur
est communiquée à l'huître lorsqu'elle est déposée dans
les parcs des côtes maritimes, à l'ouverture de la Manche,
plus à l'ouest que les nôtres [1], durant la saison où le soleil déploie toute la force de ses rayons. Une fermentation
virideuse s'établit, l'eau change de couleur, l'huître par-
ticipe à cette mutation ; on pourrait dire même qu'elle
éprouve en quelque sorte une maladie. L'huître verte
grossit peu, mais sa qualité l'emporte beaucoup sur celle
de l'huître ordinaire, par la finesse de sa saveur [2]. »

Nous savions bien que le parc d'Étretat avait été creusé
en 1777, par une compagnie d'actionnaires, dont le marquis de Belvert était le chef et le directeur ; nous savions
même que la dépense s'était élevée à 60,000 livres [3].
On nous avait dit que l'intention des spéculateurs avait
été l'approvisionnement de la capitale ; mais ce que nous
ne savions pas, ce que nous avons appris avec infiniment
de plaisir, de la bouche d'un des vieillards les plus vé-
nérables de la Normandie [4], c'est que ce parc avait été
creusé pour Marie-Antoinette, reine de France, qui pré-

[1] A Courseulles, par exemple. « A Étretat, dit l'abbé Dicquemare,
on a tenté de faire des parcs en terre pour faire verdir les huîtres,
mais inutilement. » *Portefeuille,* p. 623.
[2] *Second Essai sur le département de la Seine-Inférieure,* par le
citoyen Noël. Rouen, 1795.
[3] *Étretat et ses environs,* p. 27, Havre, 1839.
[4] M. Lair, mort à Caen, le 2 janvier 1853, âgé de 84 ans.

férait les huîtres d'Étretat. Nous ne connaissions pas aux monuments de notre patrie une origine aussi royale.

Les huîtres d'Étretat restèrent en faveur environ vingt ans. On les y apportait de la baie de Cancale. Deux sloops, la *Syrène* et la *Cauchoise*, faisaient habituellement ce service. Lorsque le coquillage avait séjourné quelques mois dans ces rochers, qu'il y avait acquis une qualité supérieure par le mélange des eaux douces avec les eaux salées de la mer, des mareyeurs le transportaient à Paris, sur des chevaux et dans des voitures. On conservait parfois ces huîtres fraîches pendant cinq semaines. Le bureau de vente était établi rue Montorgueil, en face de la rue Beaurepaire. Sur la porte cochère du n° 112 on lisait : *Bureau des huîtres d'Étretat.* Nous possédons encore une circulaire imprimée en 1784, et adressée par le directeur, M. Moyen, aux meilleures maisons de Paris, dans laquelle il promet aux *personnes qui l'honoreront de leur confiance de remplir exactement les commandes qui lui seront faites, aux heures et adresses qui lui seront données* [1].

Nous avions long-temps pensé que le fameux hiver de 1789, qui avait fait périr cent millions d'huîtres sur les côtes de Normandie avait causé l'abandon total du parc d'Étretat. Il en fit en effet mourir 300,000 au témoignage de l'abbé Dicquemare, mais ce désastre ne suffit pas pour anéantir cette industrie naissante, puisque Noël trouva encore des huîtres à Étretat dans la visite qu'il fit à ce pays vers 1792. Nous croyons n'être pas démenti en affirmant que cette entreprise fut abandonnée à la désastreuse époque du *maximum* et des *assignats*.

Jusqu'en 1824 on n'a pas revu une seule huître dans le parc d'Étretat; mais depuis cette époque ce village ayant attiré une foule de touristes, de voyageurs, de peintres, de romanciers, de paysagistes, les hôtelliers du

[1] Collection de M. le vicomte de Toustain-Richebourg.

ÉTRETAT.

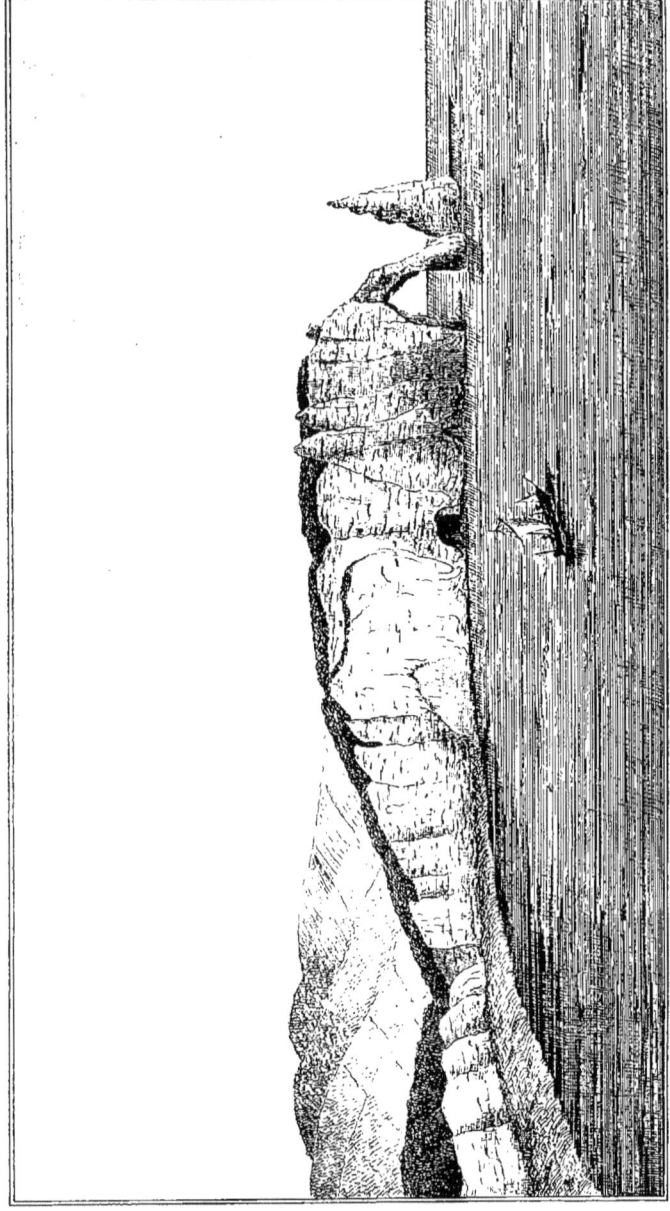

Lith E. Delaunay, Dieppe.

Vue de l'Aiguille et de la Porte d'Aval. Prise de la Plage.

lieu commencèrent à spéculer sur une richesse qui leur était offerte : ils se firent concéder un réservoir et ils l'exploitèrent avec succès.

En 1847, une compagnie de spéculateurs s'est formée pour l'exploitation en grand de notre parc aux huîtres. Les premiers chargements ont été apportés au mois de janvier 1848 ; tous les journaux du département [1] ont annoncé cette bonne nouvelle. Depuis ce temps l'exploitation a continué sans être brillante.

XV.

LE TROU A L'HOMME. — LA CHAUDIÈRE. — LA PORTE D'AVAL. — L'AIGUILLE. — LA MANNEPORTE. — LE PETIT PORT.

Puisque nous sommes au pied des falaises, profitons du peu de temps que la mer laisse cette plage à sec pour visiter ces rochers célèbres qui font l'admiration des étrangers. Franchissons ce grand pavage en dalles de pierres, blanches comme du marbre, et suivons cet étroit sentier battu par les pieds des pêcheurs ; admirons en passant cette sombre verdure de l'Océan, composée d'algues et de varechs qui végètent sur les rochers. Quelques-uns sont capricieusement découpés et ressemblent à des plantes terrestres, d'autres sont comme de minces lacets de plusieurs brasses de longueur, d'autres comme de larges et longs rubans, d'autres enfin semblent des mains dont les doigts se prolongent au loin ; mais nous voici en face du *Trou à l'homme*. C'est une grotte immense dont le fond est dallé de roches blanches, recouvertes d'un sable si fin qu'il passerait dans un tamis de soie. Avancez hardiment dans cette sombre caverne qui s'enfonce bien loin dans la montagne ; mais n'essayez pas

[1] *Le Progressif cauchois, la Vigie de Dieppe, le Mémorial de Rouen, l'Impartial de Rouen, le Courrier du Havre.*

de pénétrer jusqu'au fond, nul mortel ne le peut plus, depuis le passage *des Demoiselles,* qui ont établi leur demeure sur les deux pics qui dominent le rocher, comme les tourelles d'un grand château.

Maintenant retournez-vous vers l'entrée de la grotte, puis contemplez, au reflet du jour, la mousse épaisse qui tapisse les parois des murs; ne vous semble-t-il pas voir une riche tenture de velours cramoisi, semblable à tout ce que l'on raconte des palais des fées.

A mesure que l'on sort du *Trou à l'homme* on sent son cœur soulagé et un poids de moins pèse sur la poitrine, la nature semble plus belle et la lumière du jour est devenue plus éclatante.

A droite de cette grotte, près de la pointe de Grognets, est une lanterne percée à jour qui s'élance vers le ciel, et à qui sa forme ronde, comme l'orifice d'un puits, a fait donner le nom de *Chaudière.* Elle rappelle au voyageur normand la belle tour gothique de l'abbaye de Saint-Ouen avec ses charmantes petites flèches dentelées. Mais notre couronne, à nous, a été sculptée par la main des fées. Montez plutôt sur la côte, et vous verrez encore leurs danses empreintes sur le gazon toujours vert.

A gauche du *Trou à l'homme* se trouvent réunies les deux plus grandes merveilles que la nature puisse offrir dans notre France pittoresque, la porte d'Aval et l'Aiguille d'Étretat. Quel men-hir, quel obélisque, quelle pyramide pourront jamais surpasser cette majestueuse aiguille, qui semble sortie de la mer à la voix d'une divinité? Quel portail de cathédrale, quel arc de triomphe pourra jamais égaler ce grand portail de l'Océan, qui borde nos falaises, cette ogive colossale dont le Créateur seul connaissait le modèle?

« La vue de cette sublime arcade avec le voisinage de la mer, dit M. Guilmeth, écrase l'esprit le plus élevé, exalte l'imagination la plus froide. On dirait que Dieu a voulu donner à l'homme, dans les falaises d'Étretat, un modèle de tout ce que l'homme a pu produire de plus parfait en architecture. »

Nous avons vu des amateurs qui avaient visité Lillebonne, avec ses ruines romaines, son vieux théâtre, ses thermes brisés, ses Bacchus couronnés de pampre, ses urnes de porphyre; Tancarville, aux souvenirs chevaleresques, aux récits des fées, aux romances des jouvencelles, aux tourelles guerrières, aux vieux donjons, aux douves profondes, aux orgueilleux remparts; Jumiéges, aux tours romanes, aux voûtes hardies, aux ogives mauresques, illustré par le séjour de Charles VII, riche des tombeaux d'Agnès et des enfants de Clovis; Valmont, avec ses élégants débris, ses colonnes cannelées aux volutes ioniques, recourbées avec grâce sur des chapiteaux de feuilles d'acanthe et d'olivier sauvage. Tous, cependant, préféraient les aiguilles et les portes d'Étretat. C'est qu'il y a dans ces ouvrages du Créateur un grandiose qu'on chercherait vainement dans ceux de la créature.

C'est cette aiguille que l'artiste vient chercher à Étretat; mais c'est dans un jour de tempête qu'il faut la peindre; c'est lorsque l'Océan se soulève de son lit de sable et s'élance vers les cieux; c'est lorsque la mer, furieuse, précipite ses vagues entre ses grandes arches et autour des rochers géants; lorsque les mauves jouent, en criant de joie, dans l'écume des vagues; lorsque de pâles éclairs sillonnent de longues files de nuages, que le carreau déchire la nue, ou que le roulement des tonnerres retentit dans les antres mugissants, lorsque les navires roulent ballotés au gré de l'ouragan, ou que les débris d'un naufrage couvrent la grève blanchie d'écume.

« Tout ce que j'avais vu dans mes voyages sur mer, me disait un navigateur, tout ce que j'avais vu dans mes expéditions lointaines : la mer se brisant dans les gorges étroites des Antilles ; les vagues furieuses déchiquetant les rochers de la Nouvelle-Zélande ; la tempête fumant sur les Pennemark ; rien de tout cela ne m'avait donné l'idée de l'Océan frappant les rochers d'Étretat. J'avais lu beaucoup de ces pages effrayantes qui glacent les sens ; j'avais vu plusieurs de ces tableaux hideux qui font reculer d'horreur ; j'avais imaginé souvent de ces scènes d'effroi qui font dresser les cheveux sur la tête ; mais j'avoue que cette page du livre de la nature, que cette scène du grand drame de l'univers surpassaient encore tout ce que l'on avait pu imaginer. A la vue de ces noirs tourbillons de vapeurs qui s'élevaient en tournoyant jusqu'au haut des falaises, je crus voir s'exhaler la fumée de l'Achéron et s'ouvrir les bouches de l'Averne. »

Les mauves bâtissent leurs nids sur le sommet de cette aiguille qui n'a pas moins de deux cents pieds de hauteur. Une chose digne de remarque, c'est que chez les animaux l'instinct de la patrie n'est pas moins grand que chez l'homme. La bande de mauves éclose sur ce rocher ne l'oublie jamais. Parfois elle le quitte pour chercher sur les terres une pâture qu'un rivage ingrat lui refuse ; mais elle ne manque pas de revenir chaque soir à sa chère aiguille où elle s'endort aux bruit des vagues et au sifflement des vents [1].

[1] Les aiguilles d'Étretat sont mentionnées non-seulement dans les livres hydrographiques de ce siècle et du siècle dernier, mais même sur des cartes géographiques qui ont plus de deux cents ans. Citons entre autres la *Carte du diocèse de Rouen*, par Frémont, en 1714, et celle de Normandie, en 1716, par M. Delisle ; une autre *Carte de Normandie*, faite à Amsterdam, par Jacques de la Feuille, au milieu du XVIIe siècle ; la *Description de l'Europe*, par F. Ranchin, Paris, 1645, t. II, p. 251 ; le *Recueil des plans et profils de toutes les villes de France*, par Tassin, en 1631, et dans l'ouvrage du même auteur édité en 1638 chez Sébastien Cramoisy, on lit sur la carte de *Nor-*

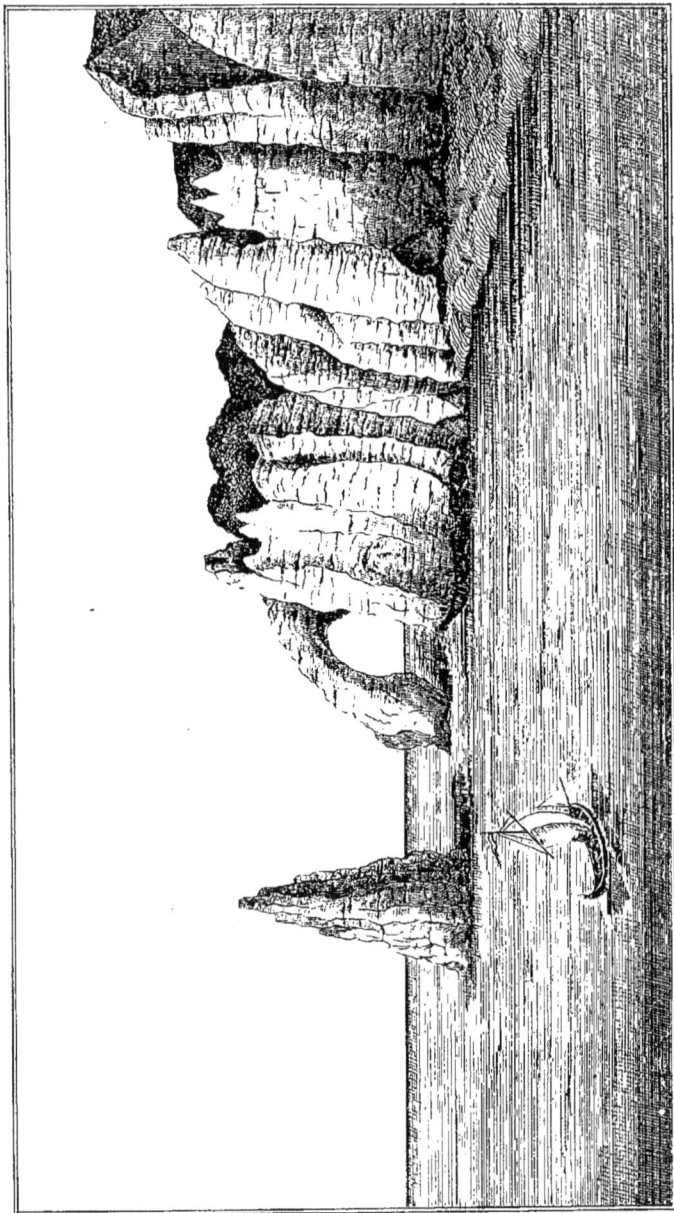

ÉTRETAT.

Vue de l'Aiguille et de la Porte d'Aval._Prise du Petit_Port.

Lith E Delevoye Dieppe.

Mais profitons des derniers instants de la marée basse pour achever notre excursion ; entrons sous le second portique, appelé la *Manneporte* [1], arcade immense, de forme circulaire, sous le cintre de laquelle passerait un navire tout mâté avec ses voiles. Nous voilà enfermés dans une vaste salle circulaire appelée le *Petit-Port*, véritable palais magique dont les parois sont d'immenses falaises découpées à jour en pyramides et en festons, dont le parquet est la mer et la voûte l'azur du ciel. L'homme est effrayé par la vue terrible de ces hauts rochers, ouvrage des siècles, qui semblent porter jusqu'aux nues leurs cimes audacieuses. Quel aspect menaçant ne présentent pas ces roches inaccessibles et d'une hauteur effrayante, entrecoupées d'écueils bizarres. Leurs sommets, en surplombant au-dessus de ces profonds abîmes, menacent de les couvrir de leurs débris et d'écraser le faible voyageur qui rampe à leurs pieds. Ici la mer bruit sur des rivages sombres ; on la voit blanchir et écumer sous les coups de rames agiles, et des barques la sillonnent de leurs courses irrégulières. Là, tombent du sein de la falaise plusieurs petites fontaines dont les ondes de cristal tapissent de verdure les flancs décharnés et stériles des roches.

XVI.

LE ROC ET LA CHASSE AUX GUILLEMOTS.

Du *Petit-Port* on traverse une pointe de falaise, avancée dans la mer, sur laquelle on a construit une batterie pendant les guerres de l'Empire. Ce rocher, cette batterie s'appellent la *Courtine*, à cause de la ressemblance qu'ils présentent avec ce genre de fortification.

mandie, pl. 158 du t. 1er : *Éguille d'Estretal,* et enfin, l'*Atlas* de Gérard Mercator, imprimé à Amsterdam, en 1628.

[1] Quelques cartes géographiques l'appellent avec raison la *Mendre-Porte,* la moindre porte, *minor porta.*

De la *Courtine* on aperçoit le cap d'Antifer, appelé par d'anciens géographes le *Groing de Caux*. C'est là que se trouve le fameux *Roc-aux-Guillemots* si cher aux marins, aux chasseurs et aux naturalistes [1]. Il nous faut dire ici ce que sont ces oiseaux voyageurs auxquels nous prêtons chaque année nos falaises pour être leur berceau et qui deviennent parfois leur tombe.

Habitants des vastes mer qui baignent les arides bords de l'Écosse, des Orcades et des Féroë, les guillemots forment à peu près le dernier chaînon de la classe des volatiles. Relégués toute l'année dans des climats durs et glacés, ils vivent en mer et ne paraissent à terre que lorsqu'ils y sont poussés par les rafales, les roulis, les vagues et les brisants.

Une fois, pourtant, chaque année au temps de la ponte et de la reproduction, c'est-à-dire au printemps, ils quittent leurs régions septentrionales pour séjourner trois mois dans nos climats tempérés. De toutes les côtes de France, celle d'Etretat est presque la seule dont ils aient adopté les hauts rochers. On dirait que cet oiseau a les goûts de l'artiste et les instincts du voyageur.

Les guillemots nichent dans nos falaises les plus élevées. Ils s'établissent sur des balcons naturels étagés l'un sur l'autre comme les maisons d'une ville ; ils s'y rangent à la façon des assiettes dans un palier, à la manière des livres sur les rayons d'une bibliothèque. Leur tête noire dépasse seule le trou du rocher, et s'allonge comme le cou d'une bouteille. Ils ne font point de nid et pondent

[1] Des cartes géographiques et hydrographiques telles que la *Carte particulière du diocèse de Rouen*, par Frémont et Dezauche, en 1785; la *Carte particulière des côtes de France*, par M. Beautemps-Baupré, en 1834; le *Pilote français*, par M. Givry, en 1842, placent le *Roc-aux-Guillemots* sous Bénouville, à l'aiguille de Belval. Il est possible que ces oiseaux aient changé de demeure. Il y a peut-être chez eux des caprices comme chez les hommes.

un seul œuf qui est très-gros relativement à la taille de l'oiseau. La forme de cet œuf est celle d'une poire, sa couleur verdâtre ou cendrée est parsemée de taches noires imitant les varechs au milieu desquels vivent ces plongeurs. Les œufs sont si durs que les Anglais les recherchent pour en faire des coquetiers [1]. Pour mon compte, j'ai toujours entendu raconter aux anciens d'Étretat, qu'avant la Révolution les pourvoyeurs de la cour faisaient dénicher les œufs de guillemots pour la table du roi.

(Nous reproduisons ici deux guillemots avec leur œuf : l'un d'eux est en plumage d'hiver et l'autre en plumage d'été.)

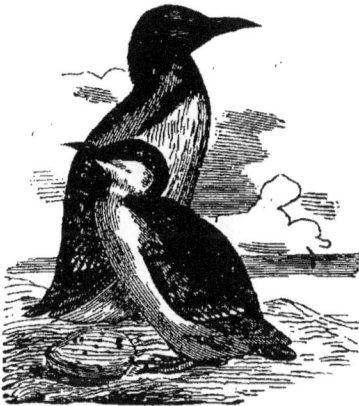

Les guillemots ont les ailes étroites et petites, ce qui fait que leur vol est de courte durée et toujours à fleur d'eau. C'est chose curieuse de les voir, quand ils s'envolent de leurs trous, se jeter, comme des pierres, au bas de la falaise, décrire pendant plus de sept mètres une

[1] Buffon, *OEuvres complètes, Oiseaux*, t. **XI**, Paris, 1830. — *Manuel d'Ornithologie*, par M. Temminck, p. 920, Paris, 1820. — *Ornithologie européenne*, par M. Degland, t. **II**, Paris, 1849.

ligne perpendiculaire, et, après avoir ainsi recueilli assez
d'air pour diriger leur essor, se précipiter rapidement sur
leur proie.

C'est au moment de la ponte, c'est-à-dire aux mois de
mai et de juin, que les amateurs de Fécamp, du Havre et
de Rouen, viennent à Étretat, faire la *chasse aux guillemots*. On s'embarque ordinairement dans un canot qui
contient quatre chasseurs. On va se placer sous la falaise
où niche cette colonie d'oiseaux voyageurs. Il faut arriver
dès le matin, au soleil levant, à l'heure où ils quittent
leurs trous, pour chercher leur nourriture et la pâture de
leurs petits. On les réveille par un coup de fusil qui les
fait dénicher par milliers. Alors l'air en est obscurci, et
comme ils sont peu méfiants, ils volent près des barques,
d'où on les tire à son aise et où on les tue à plaisir.
Quand ils sont blessés, ils tombent à l'eau, où on les ra-
masse avec la plus grande facilité. Chaque canot en rem-
porte ordinairement de 40 à 50. Cette chasse finit avec le
printemps, et après la Saint-Jean on ne voit plus un seul
guillemot sur nos côtes ; tous ont repris le chemin des
Orcades, leur patrie.

XVII.

LA VALLEUSE. — LE FORT DE FRÉFOSSÉ. — LA CHAMBRE AUX DEMOISELLES. — LE POINT DE VUE.

Mais remontons au haut de cette falaise dont nous
venons d'explorer les bases, un spectacle non moins intéressant nous attend à son sommet. Grimpons par cette
Valleuse où descendent et remontent à chaque marée les
pêcheurs qui tendent des parcs et des filets sur les rochers. Ce qu'on appelle *Valleuse* à Étretat, c'est un étroit
sentier de cent mètres de hauteur, pratiqué à pic dans
les escarpements de la falaise, sur les éboulements des

terrains et sur des quartiers de roches brisées et entassées pêle-mêle les unes sur les autres.

Arrivé sur le plateau, on suit les bords de la falaise et l'on parvient aux débris du fort de Fréfossé.

Nous ne savons rien de ce fort de Fréfossé ni du rôle qu'il a joué dans l'histoire [1]. Ce fort dépendait du château, il en était le donjon, pour ainsi dire ; nul doute qu'il n'en ait partagé la fortune. L'histoire de l'un est donc celle de l'autre.

Le château de Fréfossé n'est autre que le château du Tilleul dont le vieux manoir portait le nom de *Clos de Saint-Louis*, en 1494 [2]. Ce château était possédé, en 1452, par noble homme Jehan de Pelletot, qui, en 1497 seulement, devint seigneur du Tilleul. Vers 1611, la terre de Fréfossé-le-Tilleul passa aux Doullé de Gerponville, d'où elle descendit par les femmes dans la famille Compoinct du Boulhard. Des du Boulhard elle arriva, en 1786, à la famille Hocquart qui la vendit, en 1825, à M. Fiquet, notaire à Criquetot-l'Esneval. En 1849, elle est devenue la propriété de M. Valois, négociant de Rouen.

Le fort de Fréfossé était placé à deux kilomètres du château ; c'était un véritable nid d'aigle, perché sur la pointe des rochers. Figurez-vous une roche gigantesque hérissée de pointes et d'aiguilles, dont la mer baigne éternellement les pieds. Pour y aborder du côté du rivage, il faut escalader une falaise de cent mètres, droite et lisse comme un mur. Le seul côté accessible par terre est défendu par une coupure naturelle de plus de soixante-dix mètres de profondeur. Voilà le refuge que s'é-

[1] Le fort de Fréfossé n'est guère connu que par les cartes géographiques qui le mentionnent. Nous citerons entre autres la *Carte particulière du diocèse de Rouen*, par Frémont et Dezauche, 1714 et 1785 ; et le recueil intitulé *les Côtes de France*, publié en 1792, d'après les plans levés en 1776 par MM. de la Bretonnière et Maichin.

[2] *Terrier du Tilleul.* — *Hist. com. du Tilleul.* Ingouville, 1840.

taient choisi les seigneurs de Fréfossé ; voilà l'enceinte redoutable dans laquelle ils se retiraient avec leurs trésors, lorsque l'ennemi les chassait de leur château. On prétend qu'un souterrain, connu dans le pays sous le nom de *Trou au Chien,* les conduisait du château jusqu'au fort, sans qu'ils eussent besoin de traverser la plaine ni les rangs ennemis.

Ce fort se divisait en deux parties : la première est une enceinte circulaire défendue par des retranchements en terre de forme zigzaguée ; derrière ces fossés s'élevaient des murailles dont les dents sortent de dessous l'herbe et dont les bouts tombent chaque jour dans la mer.

L'autre partie, qui semble être le donjon du fort, n'était point défendue par un fossé, mais seulement par des murailles ; on y remarque des murs quadrangulaires qui paraissent des débris de maisons, comme si ce fort avait été un bourg semblable au Bourg-Beaudouin sur la côte de Fécamp.

C'est dans cette partie que les anciens ont encore connu le four qui servait à cuire le pain. C'est là aussi qu'était placée la grande couleuvrine dont les seigneurs de Fréfossé se servaient, dit-on, pour tirer sur les navires qui ne voulaient pas payer le droit de péage, ni saluer Saint-Pierre-de-la-Manche dans l'église d'Étretat.

On dit que les sires de Tancarville exerçaient les mêmes droits seigneuriaux sur les navires qui remontaient la Seine, et il est digne de remarque que tous deux se servaient de couleuvrines pour faire respecter leurs droits.

Il y a 70 ans et plus, la dernière couleuvrine du fort de Fréfossé fut arrachée de ses affûts et transportée dans la cour du château ; c'est là qu'elle est restée jusqu'en 1835, époque où M. Fiquet en fit présent au Musée départemental de Rouen [1], où elle figure aujourd'hui soŭs le n° 3 : nous donnons ici le dessin de ce canon féodal réduit au 31ᵉ de sa grandeur.

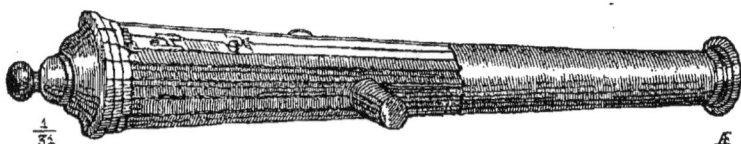

$\frac{1}{31}$ Æ

Mais franchissons l'étroit sentier qui nous sépare de la plate-forme des *Chambres aux Demoiselles*. Ce sentier semble un pont jeté sur l'abîme. A droite, à gauche, c'est la mer, c'est un précipice de cent mètres; ici encore vous marchez sur des débris de murs qui défendaient cette dernière enceinte.

Devant vous, sur l'azur de la mer et du ciel, se dessinent deux pics isolés que l'on prendrait pour deux sœurs jumelles. L'un renferme une grotte taillée dans le roc par la main des hommes, et célèbre dans tout le pays sous le nom de *Chambre aux Demoiselles*. Les voyageurs assez hardis pour pénétrer dans cette grotte, n'ont pas manqué de graver leur nom sur la craie du rocher, comme on l'inscrit chez l'ermite du Vésuve.

De la *Chambre aux Demoiselles,* partait un escalier dont il ne reste plus aujourd'hui que trois marches. Ces trois marches ont pour terme la falaise et la mer, qui recevrait l'imprudent assez osé pour faire un pas de plus.

[1] Cette pièce curieuse de notre vieille artillerie est déposée dans le vestibule du Musée ; elle pèse 1,000 kilog., sa longueur totale est de 3 mètres 40 centimètres, sa bouche a 122 millimètres de diamètre ; elle est de fer et porte la marque de la Salamandre couronnée, qui formait les armes de François Iᵉʳ. On nous a assuré de plus, que l'on reconnaissait près de la lumière les traces d'une H. Ceci serait-il l'initiale de Henri II, ou la marque de la ville du Havre qui porte une Salamandre dans ses armes?

L'écroulement de cet escalier de pierre prouve combien ces falaises, malgré leurs bases solides, reculent chaque jour devant l'action dissolvante de la pluie et de la gelée.

Du plateau des *Chambres aux Demoiselles,* le point de vue est magnifique.

C'est là qu'il faut voir l'Océan quand on veut le regarder avec les yeux d'un artiste ou d'un poëte. A vos pieds est le rivage où la mer se brise sur de sombres rochers et fait résonner les galets comme un bruit de chaînes; la rade, sillonnée dans tous les sens par des barques légères pleines de joyeux marins; les uns reviennent au port après une pêche longue et périlleuse, ils portent sur la proue le grand poisson destiné pour le festin du soir; d'autres les regardent d'un œil jaloux, et, le cœur palpitant d'espérance et de crainte, ils jettent au fond des eaux de larges filets que le liège retient à la surface; ou bien ils disposent sur les rochers des lignes chargées d'hameçons; le Perrey, avec ses cabestans, ses caloges, ses bateaux-maisons, ses barques couvertes de chaume, où le pêcheur retire ses agrès et ses câbles, et dont l'aspect forme le quai le plus bizarre que l'on puisse imaginer; le village, où les demeures pauvres se pressent contre les demeures pauvres comme des cellules d'abeilles; cette église sévère et isolée, où viennent prier chaque dimanche nos quinze cents marins; ce Petit-Val, si triste, si sauvage, qui semble n'avoir d'autre mission que de verser sur nos chaumières des torrents dévastateurs, tout cela ajoute aux idées mélancoliques qui naissent d'elles-mêmes à Fréfossé.

Portez maintenant vos regards sur la plaine, et votre œil découvrira au loin Bénouville avec ses longs fossés, son aiguille de Belval, son banc de Sainte-Anne et sa roche de Vau-Dieu; Vattetot avec ses tombeaux de Vaucotte, ses poudingues, ses buttes et ses fosses faisiè-

res; Bordeaux avec ses moulins, son prieuré, ses sarco-
phages, ses poteries romaines, ses médailles consulaires;
la commune des Loges avec sa voie romaine, son château
féodal, sa croix gothique et son ermitage de Childemar-
que; le Grand-Val avec ses léproseries, ses carrières
rebouchées et le lit desséché de sa rivière; Pierrefique
avec ses dolmen de la Torniole, ses *tumuli* du Vauchel et
ses urnes de verre de la Haie-au-Curé; Écrainville avec
son camp de Froidure et sa crypte de Maucomble; Criquetot avec ses trois mottes et son camp d'Azélonde;
Cuverville avec ses Catelets et ses chapelles; le Tilleul
avec ses vitraux et son cercueil de pierre; la Poterie
avec ses haches de bronze et sa chapelle des Templiers;
Saint-Jouin avec ses vases dédiés à Mercure, ses meules
à broyer, sa sente lépreuse et sa valleuse des Carrières;
Bruneval avec ses poteries rouges à reliefs, son barrage
et ses fonts baptismaux. Enfin, ce point de vue est tout
l'abrégé d'un canton.

XVIII.

LA PLAGE. — LES ÉTRANGERS. — LES BAINS. — LE CASINO.

Puisque nous traversons de nouveau le village pour
visiter la falaise d'Amont, disons un mot de la plage,
devenue depuis quelque temps le rendez-vous des
baigneurs.

La plage d'Etretat ne ressemble point aux grèves sa-
blonneuses de la Picardie, de l'Artois ni même de la
Basse-Normandie. Elle se compose d'une masse de galets et de cailloux roulés par les vagues, qui s'amoncel-
lent et forment des perreys comme ceux du Tréport, de
Fécamp, de Dieppe et du Havre. Mais encore à Dieppe

et au Havre on trouve le sable au-dessous du galet, et à la basse-mer on voit s'étaler une grève magnifique que l'on croirait passée au tamis. A Étretat, au contraire, la mer est tellement profonde qu'on ne trouve absolument que le caillou et pas le plus petit grain de sable. Les silex, tombés des falaises, roulent éternellement d'une muraille à l'autre sans jamais sortir de la baie. Aussi, sur notre plage, ils ne sont guère plus gros que des amandes, tant ils sont limés et polis par des frottements successifs et sans fin.

Cette disposition du rivage est cause que pendant long-temps il a été dédaigné par les baigneurs, tandis que les grèves du Havre, de Dieppe, de Trouville même, étaient recherchées par le monde des malades et des oisifs, dotées de superbes établissements et illustrées par le séjour des célébrités et des puissances d'ici-bas. Cette fantaisie des bains de mer, qui a pris naissance sur nos côtes en 1813 par la Reine Hortense et qui a été mise à la mode dans ce pays, en 1824, par Mme la duchesse de Berry, n'est guère descendue à Etretat qu'en 1843 par Mmes de Nicolaï et de Léotaud et en 1844 par le vieux maréchal de Grou-chy. Nous avons eu des baigneurs lorsque toutes les pla-ges ont regorgé d'étrangers. Toutefois, on ne leur a pas gardé rancune, et pour être arrivés tard, ils n'en sont pas moins les bienvenus.

Et puis, il faut bien le dire, Étretat n'était guère acces-sible avant 1840. La route de Fécamp, commencée en 1843 et terminée en 1845, celle du Havre, entamée en 1838 et achevée seulement en 1852, ont rendu ce pays abordable et lui ont donné une vie et une physionomie nouvelles : c'est à présent une terre civilisée, de rude et d'agreste qu'elle était autrefois. Il y a vingt ans, on ne savait comment descendre à Étretat ; les cavées qui y conduisaient étaient des abîmes et non des chemins ; pas

la moindre diligence n'aurait osé s'aventurer dans cette
gorge, d'où elle ne serait jamais sortie. Actuellement,
hiver et été, deux voitures publiques font un service
journalier pour le Havre et pour Fécamp. Pendant la
saison des bains des *omnibus* spéciaux vont chercher les
voyageurs aux stations de Beuzeville et d'Étainhus. Maintenant ce village est devenu une annexe, et presque un
faubourg de la *Marseille du Nord*. Aussi, pas de pro-
meneur qui du Havre ne veuille aller à Étretat ; pas de
Havrais qui, pendant la belle saison, ne se procure le
plaisir d'une visite à nos rochers et à nos falaises.

Après cela, on ne sera plus étonné d'apprendre le dé-
veloppement qu'ont pris les bains d'Étretat, depuis 1847.
Pendant la belle saison, non-seulement les hôtels mais
encore les maisons particulières sont occupées par les
étrangers. Aujourd'hui, les habitants d'Étretat spéculent
sur leurs demeures comme ceux de Trouville, du Tréport et de Dieppe. Les plus aisés construisent des habitations élégantes pour les baigneurs à venir. Depuis 1849
il s'est élevé, année commune, de douze à quinze maisons nouvelles dans ce village où l'on ne bâtissait guères
depuis 1830 : aussi le chiffre des maisons construites,
restaurées ou agrandies depuis 10 ans n'est pas moindre
de 115 à 120. Comme on le voit c'est toute une transformation.

C'est que l'étranger se sent à l'aise, à Étretat ; il n'y
trouve pas les exigences de la ville ; il y vit en famille
et comme à la campagne. Le vrai malade, qui cherche
le bon air, le calme et le repos, trouve tous ces avantages dans cette baie maritime, séjour de la paix cham-
pêtre et de la simplicité antique.

Afin de cultiver cet instinct du voyageur et de déve-
lopper davantage cette industrie naissante, il est venu à
la pensée de plusieurs hommes généreux et amis éclairés

de notre village d'y construire un *Casino* [1] et de grouper autour de lui un modeste établissement de bains, à l'instar de ceux du Tréport et de Saint-Valery-en-Caux. Cette idée, mise en avant dès 1850, dans la première édition de ce livre, a été mûrie en 1851 et complètement réalisée en 1852.

Le lecteur nous permettra d'entrer ici dans quelques détails, d'autant plus intéressants, qu'il s'agit d'un fait contemporain, et que l'établissement dont nous parlons est la pierre fondamentale du nouvel avenir d'Étretat.

M. Lenormand, ancien notaire, maire du Bosc-le-Hard et alors conseiller général de Bellencombre, doit être regardé comme le fondateur de notre *Casino*. Cet enfant d'Étretat qui porte pour sa patrie un cœur de fils, a fait, dès 1851, les premières démarches auprès du gouvernement pour obtenir la concession des terrains de la plage frappés de servitudes militaires. Le 26 juin ses vœux furent exaucés, et ce jour-là il signait, avec la Guerre et la Marine, un bail qui lui affermait la grève et la Batterie centrale. Ce jour-là aussi, dans un banquet qui réunit les principaux habitants et les meilleurs amis d'Étretat, la construction du *Casino* fut décidée, une liste de souscription fut ouverte, et un plan, avec devis, fut demandé à M. Sautreuil, de Fécamp.

De tous côtés on se mit à l'œuvre : la Batterie du centre, concédée par le génie de la guerre à celui de la paix, fut immédiatement nivelée, et avant l'hiver le *Casino* fut monté en planches et couvert en ardoises. La société alors procéda à sa constitution définitive; elle prit le nom de *Bains de mer d'Étretat*, arrêta ses statuts en assemblée générale, fixa la valeur de ses actions à 50 francs, leur nombre à 200 et confia son administration à un directeur assisté d'un bureau, son conseil permanent.

[1] On appelle *Casino*, à Étretat, une salle où l'on se réunit pour causer et lire les journaux.

Le Directeur, désigné par la volonté unanime des actionnaires, fut M. le comte Charles de Pardieu, gentilhomme des environs, distingué par son savoir et par sa naissance, et qui s'est fait connaître tout récemment par un voyage à la Terre-Sainte, dont il vient de publier l'intéressant récit. Pour l'aider dans ses fonctions, tout honorifiques, on lui avait adjoint M. le docteur Miramont, médecin de Paris, qui a fondé à Étretat une maison de santé qu'il dirige pendant la saison des bains : enfin on avait donné à la direction, comme secrétaire, M. B. Frébourg, armateur de Fécamp et enfant d'Étretat, qui s'est dévoué de tout cœur à l'œuvre du *Casino,* parce qu'il voit dans les bains de mer toute une transformation de son pays.

Confié à d'aussi excellentes mains , l'établissement n'a cessé de croître et de prospérer. C'est, du reste, ce qu'il a été facile de reconnaître dès la première année. Malgré les retards apportés à l'ouverture et à l'ameublement des salles, malgré les pluies continuelles de la saison, les bains de mer d'Étretat ont été fréquentés en 1852, par 1,500 étrangers de toutes les conditions, depuis le général Cavaignac jusqu'à madame la comtesse de Montalembert.

L'ouverture de notre *Casino* fut faite solennellement le dimanche 18 juillet 1852 par une fête de famille, dont le plus bel ornement était une joûte nautique où luttèrent, entre deux falaises, les barques et les canots d'Étretat.

En 1853, le dimanche 21 août, la reine douairière d'Espagne Marie-Christine, accompagnée de ses deux filles et du duc de Rianzarès, a visité les rochers et les bains d'Étretat. Déjà l'année précédente ils avaient reçu le maréchal Jérôme Bonaparte, ancien roi de Westphalie, et son fils le prince Napoléon.

Depuis quatre années que le *Casino* existe, on a pu s'apercevoir de tout le bien qu'il fait à Étretat. En 1856, le nombre des étrangers qui est venu s'y fixer est estimé à 3 ou 4,000, et dans ce nombre n'est pas compris le mouvement des voyageurs qui ne viennent passer à Étretat qu'un seul jour. Aussi le chiffre des bains délivrés par la seule *Société* s'est-il élevé à 16,000, et la recette totale de la compagnie, à 2,765 fr., 15 c.

Le *Casino* d'Étretat se compose de deux salons très-proprement décorés, dont un est consacré à la lecture des journaux, l'autre à la conversation. Les deux pièces peuvent, à l'occasion, n'en faire qu'une seule, par exemple pour une soirée ou pour un concert. Ce double salon de lecture et de conversation, est situé au cœur même du rivage, en vue de la mer et des rochers, sur le point le plus central et le plus élevé de la plage qu'il domine de tous côtés. L'enceinte réservée qui l'entoure est le seul endroit du village où l'étranger puisse se trouver à l'aise, éloigné du contact des importuns et de la foule. Là, toute société peut se donner rendez-vous au sein d'une compagnie d'élite. Cet établissement, essentiellement pacifique et bien composé, manquait à Étretat; son existence et sa bonne tenue donneront à ce pays un attrait de plus.

En terminant cet article nous nous croirions ingrats envers nos bienfaiteurs, si nous ne signalions à la reconnaissance de nos compatriotes, j'oserais presque dire à celle de la postérité, les noms des principaux fondateurs de cet établissement, qui a coûté 12,000 fr., somme impossible à trouver dans un village. En tête de la liste de ces actionnaires d'une nouvelle espèce, nous placerons M. le comte Charles de Pardieu, d'Écrainville, qui a pris 14 actions; M. Lenormand, du Bosc-le-Hard, qui en a pris 12, et M. Fauquet-Lemaître, de Bolbec, qui s'est inscrit pour 10. Ceux qui suivent immédiatement sont M. Valois, négociant à Rouen et propriétaire du château de Fréfossé, titulaire de 6 actions; M. Huet, ancien

ÉTRETAT.

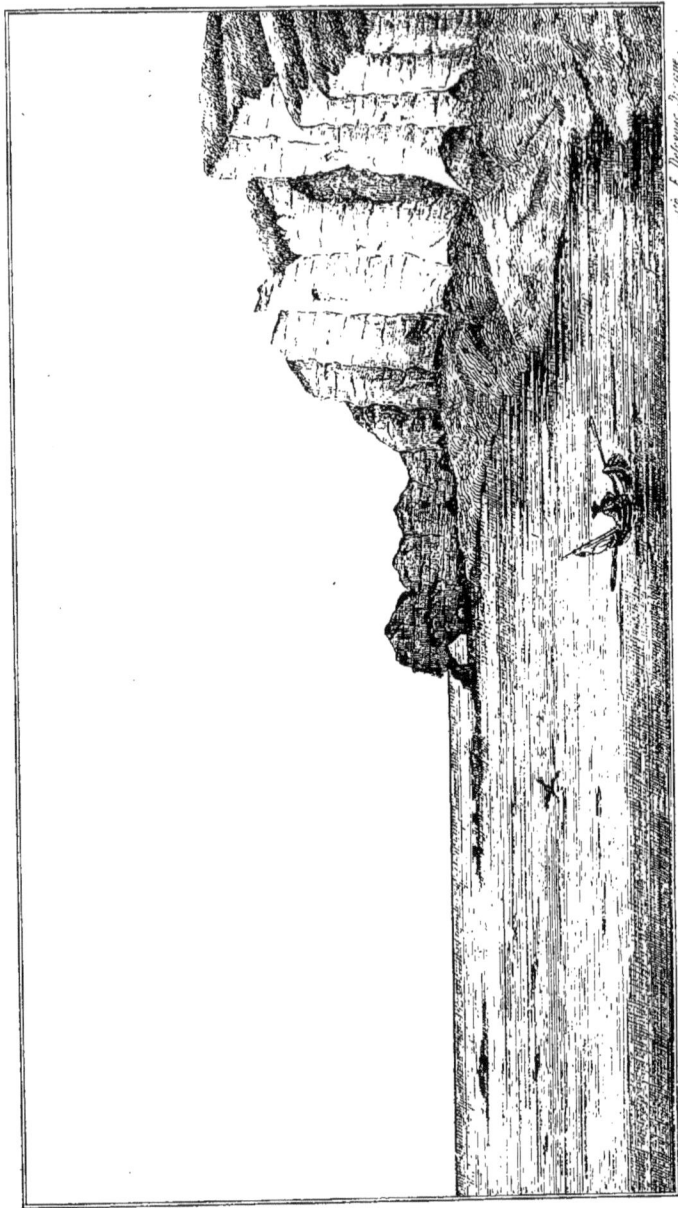

Imp. E. Delaruye, Brugge.

Vue de la Porte d'Amont. _ Prise du Rivage.

maire de Fécamp, et propriétaire du château de Bénouville; M. Bouffard, ancien conseiller général à Fécamp, et M. le docteur Miramont, de Paris, possesseurs chacun de 5 actions; enfin MM. de Beaunay, de Montault et Frébourg, inscrits pour 4 actions chacun. Nous citons ces noms et ces chiffres avec d'autant plus de plaisir que dans notre pensée et dans celle de ces généreux citoyens, c'est un acte de bienfaisance et de charité qu'ils ont entendu souscrire. Le *Casino* d'Étretat a ceci de particulier sur tous les établissements de ce genre, qu'il aura été, de la part de ses auteurs, non pas une affaire de spéculation, mais un sacrifice de famille et une œuvre de dévoûment.

XIX.

LA CÔTE DU MONT. — LA VALLEUSE. — LA ROCHE DE VAUDIEU. — LE TROU A ROMAIN. — LE SIÈGE DE LA FALAISE.

Maintenant gravissons le sentier tortueux pratiqué sur les flancs arides de la côte du Mont; au haut de cette falaise de nouvelles émotions nous attendent [1].

Avant de descendre la *Valleuse*, ne manquez pas de

[1] En 1854, à la suite d'une mission prêchée pendant les mois de janvier et de février par le R. P. Michel, jésuite de la résidence de Rouen, les habitants d'Étretat conçurent le projet d'élever, comme souvenir, sur la crête de la côte du Mont, une chapelle en l'honneur de N.-D. de-la-Garde. M. l'abbé Robert, chanoine et architecte à Yvetot, en donna le plan, et M. le curé se mit à recueillir les fonds nécessaires à la nouvelle construction. Les bons marins firent ce qu'ils purent, et comme au temps de la croisade monumentale, ils portèrent à dos et à bras la pierre, le caillou, la brique, le sable, l'argile, le bois, en un mot, tous les matériaux de l'édifice. S. M. l'Impératrice, par l'entremise de M. l'abbé Ouin-Lacroix, accorda un tableau de contretable qui fut peint par M. Legrip, de Rouen. Enfin le 6 août 1856, la nouvelle chapelle, construite dans le style du XIIIe siècle, fut bénie solennellement au milieu d'un grand concours de peuple. Ce n'est pas un monument : c'est une œuvre de piété. De cette sorte elle échappe à toute critique.

vous agenouiller sur le gazon pour dire une prière à *la bonne Vierge* dont vous apercevez la chapelle lointaine sur le *Heurt* de Fécamp. Jamais pêcheur ne passe là sans découvrir sa tête, faire le signe de la croix et répéter son *Ave Maria*. Après cela, vous pouvez descendre avec confiance cet escalier de pierre taillé dans, le roc, en observant toutefois de vous accrocher avec vos mains aux aspérités de la falaise. A plusieurs reprises, la tête tourne, et le plus intrépide ne peut se défendre d'un sentiment de terreur en se voyant ainsi suspendu sur une marche de pierre, à cent mètres au-dessus de l'abîme.

Mais ce passage une fois franchi, vous pouvez descendre à l'aise le sentier en zigzag qui conduit au *Banc à cuves*, base de la falaise d'Amont. Ici, admirez cette grande lisière de falaises blanches qui se prolongent si avant dans la mer, et qui semblent former l'enceinte d'un grand amphithéâtre.

Devant vous est la roche de Vau-Dieu, vrai pan de mur resté debout au milieu des ruines comme un vieillard dont le dos est courbé sous le poids des hivers; c'est en face de cette roche que se trouve le *Trou à Romain* que M. Alphonse Karr a célébré dans la *France maritime*. Racontons en peu de mots cette intéressante histoire.

Romain Bisson était fils d'un pêcheur d'Étretat et avait été accoutumé dès son enfance à parcourir les rochers pour prendre du coquillage et arracher du varech afin d'en faire de la soude, industrie autrefois prospère, mais presque disparue aujourd'hui. Cette habitude des falaises, jointe à la vie sauvage de ses parents, avait donné à Romain une physionomie sombre et un caractère farouche qu'il conserva jusqu'à sa mort. Il ne connaissait guère dans le monde entier d'autres créatures humaines que son père et sa mère, d'autre maison que sa chaumière, d'autre village que son hameau natal. C'est ce qui lui rendit si terrible l'idée du départ, quand vint l'époque de la conscription impériale. Quitter son père, sa mère, son village, ses rochers, était pour Romain une pensée insupportable. Il eût tout préféré à une semblable destinée. On verra bientôt que ce n'était ni la mort ni le danger qu'il craignait, puisque, pour ne pas être soldat, il courut plus de dangers et montra plus d'héroïsme qu'il n'en eût jamais eu besoin sur le champ de bataille.

Ses parents, qui partageaient sa pensée, convinrent de cacher leur fils dans un trou de falaise qu'ils connaissaient, et qui fut appelé depuis *le Trou à Romain*. La nuit, du haut des rochers, ils descendaient, au moyen d'une corde, du pain, de la viande, du cidre, de l'eau, du bois et tout ce qui était nécessaire pour la vie de leur enfant. Quelquefois Romain laissait tomber un câble au pied de la falaise, et remontait ainsi les provisions dans la caverne. Ceci se passait en 1813.

« Les choses restèrent ainsi pendant un an. Mais un soir, des marins revenant de la pêche aperçurent une flamme qui sortait de la falaise. Ils parlèrent de ce qu'ils avaient vu ; d'autres pêcheurs se rappelèrent avoir vu la même chose ; on en causa.

» Les douaniers pensèrent que ce devait être un signal pour les contrebandiers : la falaise fut observée, et bientôt on découvrit que c'était Romain qui allumait le feu dans la grotte où il s'était caché après le départ des jeunes conscrits.

» On fit avec des porte-voix plusieurs sommations à Romain de descendre : il répondit qu'il ne voulait pas être soldat. On lui dit que s'il ne voulait pas descendre, on le prendrait et on le fusillerait ; il répliqua qu'il aimait mieux mourir que d'être soldat. On tenta l'escalade, mais il n'y avait pas moyen d'arriver par des

échelles à une hauteur de deux cents pieds ; quelques
soldats tentèrent de descendre avec des cordes du haut
de la falaise ; mais Romain secouait les cordes et les
exposait à se rompre les os. On fit avec la hache quelques degrés dans la falaise pour la pouvoir gravir ; mais
Romain faisait tomber sur les travailleurs une grêle de
pierres qui les décourageait. On en référa encore au
sous-préfet qui répondit qu'il fallait, pour éviter qu'un si
dangereux exemple eût des imitateurs, s'emparer de
Romain mort ou vif, à quelque prix que ce fût. On fit
encore des sommations à Romain, puis on lui tira des
coups de fusil. Romain, à chaque décharge, s'enfonçait
dans sa caverne, puis ripostait par des pierres et des morceaux de roche. Il soutint le siège pendant quatre jours.

» Au bout de quatre jours, il manquait tout-à-fait d'eau ;
son palais et sa gorge étaient desséchés ; une fièvre ar-
dente l'épuisait ; il songea qu'il fallait profiter de ce qui
lui restait encore de forces pour aviser aux moyens de
s'échapper ; que s'il attendait encore un jour, il mourrait
de faim ou de soif, ou que la vigueur lui manquerait.
On était à la pleine lune, la mer, basse vers quatre
heures, était à sa plus grande hauteur à dix heures ; il
passa tout le jour à amasser des pierres.

» Il faut ici que je vous fasse bien comprendre la
falaise.

» A cet endroit, elle s'élève à trois cents pieds de
haut, c'est-à-dire à la hauteur de quatre des plus hautes
maisons du Havre ou de Paris superposées, droite et lisse
comme un mur. Une roche haute à peu près de cent
pieds, appuyée sur la falaise, s'avance de dix à quinze
pieds vers la mer. Quand Romain jetait des pierres, les
soldats se réfugiaient derrière cette roche.

» Quand la mer commença à monter, Romain ne leur
permit plus de séjourner au-dessous de sa caverne ; ceux

qui s'y exposaient recevaient d'énormes pierres. Bientôt les lames vinrent frapper jusque sur la roche ; Romain, alors, épuise le reste de son artillerie ; on lui riposte par quelques coups de fusil ; mais l'obscurité dégoûta les soldats de tirer au hasard ; ils se réfugièrent derrière la roche. La mer en ce moment était arrivée à sa plus grande hauteur, c'est-à-dire qu'elle battait la roche et rendait le passage impossible. Romain, alors, descendit, s'aidant des pieds et des mains, profitant de la moindre pointe et de la plus petite anfractuosité ; suspendu à deux cents pieds d'élévation au-dessus des pointes de rocher, marchant où les oiseaux seuls avaient pu marcher avant lui ; les soldats l'aperçurent, mais la mer qui venait jusqu'à la roche ne leur laissait aucun moyen d'aller l'attendre au-dessous de sa caverne ; ils lui tirèrent des coups de fusil, Romain, avec un incroyable sang-froid, continua son chemin ; après quelques minutes il disparut pour eux derrière la roche qui seule les séparait. Les soldats, éloignés de lui seulement de quelques pieds, ne le virent plus.

» Le lendemain on trouva sur le galet la blouse et les sabots de Romain que la mer avait rapportés. Depuis ce temps, on ne le vit plus· Quelques perquisitions que l'on fît dans le pays, on ne put le découvrir [1]. »

Romain reparut en 1814. Mais l'amnistie accordée aux déserteurs ne permit plus de le poursuivre. Il vécut encore dix ans après l'époque de sa vie que j'appellerai glorieuse ; lui-même termina ses jours en se précipitant du haut de cette falaise qui les avait si long-temps protégés. Le motif de sa mort est resté inconnu ; il ne peut être en aucune manière celui que lui attribue M. Alph. Karr, puisque Romain ne fut jamais marié ; toutefois, quelques-uns lui prêtent une intrigue amoureuse à la fin de sa vie, d'autres soutiennent que l'exagération des

---

[1] Alph. Karr. *France maritime.*

idées religieuses lui avait tourné la tête. Le fait est qu'il l'avait entièrement perdue quand la catastrophe arriva et que depuis quelque temps elle était prévue par ceux qui le connaissaient.

XX.

L'AIGUILLE DE BELVAL. — LE BANC DE SAINTE-ANNE. — LE MARQUIS DE CRÉQUY. — ADIEUX A ÉTRETAT.

Un peu plus loin que la roche de Vau-Dieu, vous apercevez encore une aiguille, énorme monolithe de craie, éloigné de la côte de plus d'un kilomètre : c'est l'aiguille de Belval dont la mer baigne éternellement les pieds. Sa forme est carrée depuis le haut jusqu'en bas, seulement le pied de l'aiguille, rongé par les vagues, est devenu d'une ténuité effrayante, tandis que le sommet est resté aussi large et aussi imposant que le jour où il fut distrait de la falaise. C'est au point qu'on s'attend à chaque instant à entendre crouler dans la mer ce colosse aux pieds de craie.

Il paraît bien que cette roche curieuse, aujourd'hui le refuge de la mauve et du cormoran, fut autrefois le séjour d'une tribu de guillemots. La tradition l'atteste et des cartes géographiques le prouvent. Celle du diocèse de Rouen va jusqu'à figurer au sein de la mer un rocher qu'elle appelle le *Roc aux Guillemots* [1]. L'ingénieur Leboullanger, dans le récit qu'il nous a laissé de son voyage dans la Seine-Inférieure, affirme que le 26 mai 1807, il a vu l'aiguille de Belval couverte de cormorans. « Cependant, ajoute-t-il sérieusement, un matelot d'Étretat, étant chargé de prendre de ces oiseaux pour la cour,

---

[1] La *Carte particulière des côtes de France*, levée en 1834 par les ingénieurs hydrographes de la marine, sous les ordres de M. Beau-temps-Beaupré, l'appelle : *Roc Guilmot*. — Le *Pilote français*, par M. Givry, en 1842, dit : *Roc aux Guillemots*.

imagina de fixer en haut de la falaise un fort et long câble, de le jeter en bas où il l'embarqua dans son bateau,
puis gagna le large. Il fit passer son câble par-dessus l'aiguille, plus basse que la plaine ; puis faisant un tour de son
cordage autour de l'aiguille, il eut un point fixe : alors il
se hissa le long de la corde et parvint au sommet où il
plaça un pieu et une poulie avec une corde, tellement
qu'il y montait après à volonté. Avec des collets il eut des
cormorans en abondance [1]. »

Nous pensons que dans cette *histoire,* avec laquelle nous
avons été bercés, le bon ingénieur a dû être victime de sa
crédulité.

Près de l'aiguille est le banc de Sainte-Anne, célèbre
chez nos vieux marins par le naufrage qu'y aurait fait,
vers 1770, un marquis de Créquy, chassé de sa patrie par
le roi son maître. Comme il ne pouvait plus demeurer
sur la terre de France et qu'il ne voulait pas non plus
fouler une terre étrangère, il forma l'étrange dessein de
vivre sur la mer. A cet effet, il fit fabriquer un navire d'une
forme toute bizarre, assez semblable, d'après ce que nous
avons pu recueillir de la bouche de nos chroniqueurs, à
ces vaisseaux-types, représentant la ville de Paris, que
l'on voit à la tête de certaines éditions du xviie siècle.
L'infortuné erra quelque temps le long des côtes de la
Manche, mais une tempête finit par le jeter sur le banc
de Sainte-Anne, sous Bénouville. Échappé du naufrage
par une espèce de prodige; il se réfugia dans le poste
d'Étignes, habité par des soldats qui gardaient alors les
côtes. Le seigneur de Bénouville lui fit offrir son château
comme un lieu de refuge. Ce seigneur était un homme
dégénéré de la vertu de ses ancêtres. Il avait été sourd
à la voix de son prince qui l'appelait aux combats; aussi
lui avait-on enlevé l'épée de ses aïeux qu'il ne méritait

[1] *Voyage dans la Seine-Inférieure,* etc., p. 45.

plus de porter; on lui avait envoyé une houlette qu'il était obligé de traîner sur ses terres comme un monument de sa honte. Créquy se montra grand dans son malheur; il méprisa ce misérable qui déshonorait sa famille et la noblesse française. Il lui fit répondre « qu'il était dans la maison du roi, qu'il aimait mieux rester dans un corps-de-garde de soldats français et dormir avec eux sur la dure, que de coucher sur la plume molle et de vivre avec d'ignobles bergers. Je suis avec des hommes nobles, disait ce généreux capitaine; la noblesse est née du fer, et les camps sont la source où nos ancêtres ont puisé la leur. C'est là qu'il faut retremper la nôtre. Tout soldat Français porte ses lettres de noblesse écrites sur sa cartouche. »

Terminons cette notice, déjà trop longue, par de charmants *Adieux* adressés à notre patrie, sur l'album poétique et pittoresque de l'hôtel *Blanquet :*

ADIEUX A ÉTRETAT.

Bons marins d'Étretat, aimez bien vos rivages;
Dieu, sans doute, y sema tant de beautés sauvages
Pour mieux vous retenir près du clocher natal.
Romain, dont un pêcheur m'a raconté l'histoire,
Pour lui demeura sourd à la voix de la gloire,
Et c'est un autre amour qui lui devint fatal.

Je m'éloigne à regret de vos falaises blanches
Qui s'écroulent parfois comme des avalanches,
Avec un bruit semblable au tonnerre des flots;
Leurs blocs majestueux, sculptés par la nature
En grottes, en arceaux de bizarre structure,
Font à bon droit l'orgueil de vos vieux matelots.

J'ai senti, j'ai rêvé sous votre ogive immense,
Non loin de cette aiguille où la vague en démence,
Pendant les mauvais jours, se brise en mugissant.
Mais il faut vous quitter; en vain la poésie
Prête un nouvel essor à mon âme saisie,
Recevez les adieux que je jette en passant.

Je reviendrai plus tard saluer cette rive;
Là, le bruit des cités jamais ne vous arrive,
Vous vivez face à face avec l'immensité;
Sur vos barques jamais l'ennui ne vous dévore,
Et nous, dans nos salons, qu'un vain luxe décore,
Nous manquons de soleil, d'air pur et de gaîté.

Chez vous tout est naïf, les mœurs et le langage,
Quand la bouche promet, le cœur lui sert de gage;
Chez nous la politesse est un masque emprunté,
Tout doit prendre au besoin un vernis de mensonge.
Ici, du moins, ici, le poëte qui songe,
Peut épancher son cœur en toute liberté.

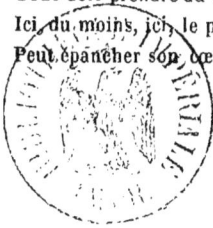

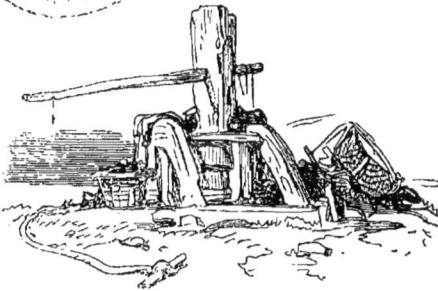

TABLE DES MATIÈRES.

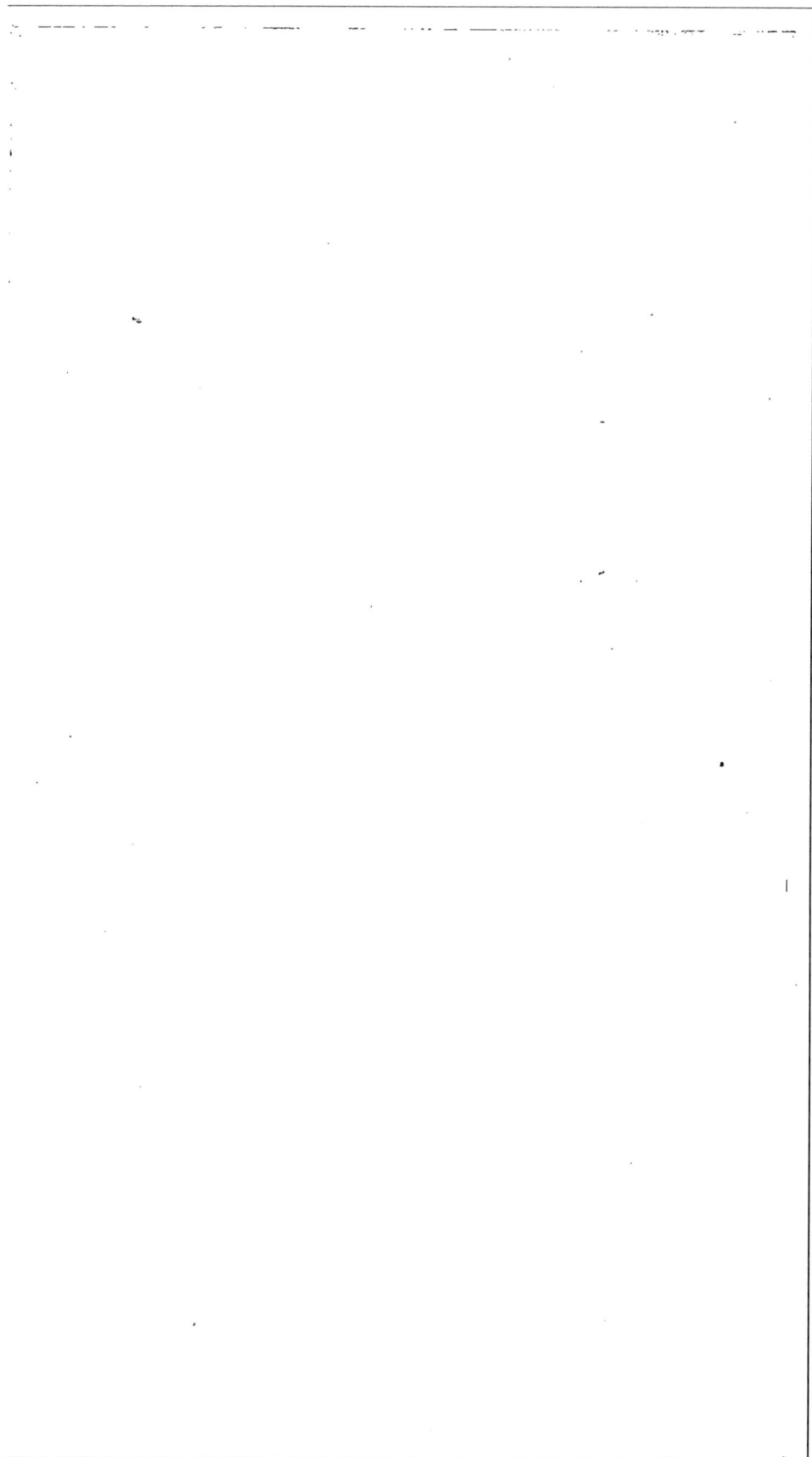

www.ingramcontent.com/pod-product-compliance
Lightning Source LLC
Chambersburg PA
CBHW062004200326
41519CB00017B/4672